LA SYPHILIS

DANS SES RAPPORTS AVEC

LE MARIAGE

PAR

EDMOND LANGLEBERT

DOCTEUR EN MÉDECINE

PROFESSEUR LIBRE DE CLINIQUE ET DE PATHOLOGIE SPÉCIALES

> On ne se marie pas pour soy, quoy qu'on die : on se marie autant, ou plus, pour sa postérité, pour sa famille ; l'usage et l'intérest du mariage touche nostre race, bien loing pardelà nous.
>
> (MONTAIGNE, *Essais*, liv. III, chap. v.)

PARIS

ADRIEN DELAHAYE, LIBRAIRE-ÉDITEUR

PLACE DE L'ÉCOLE-DE-MÉDECINE

1873

LA SYPHILIS

DANS SES RAPPORTS AVEC

LE MARIAGE

OUVRAGES SPÉCIAUX DE L'AUTEUR

1852. *Recherches historiques sur la doctrine des maladies vénériennes.* Br. in-8°.

1853. *Mémoire sur les fumigations mercurielles et iodées au moyen de trochisques ou clous fumants.* Br. in-8°.

1856. *Mémoire sur le traitement de la blennorrhagie uréthrale par les injections caustiques récurrentes.* Br. in-8°.

1857. *De l'eau distillée de copahu dans le traitement de la blennorrhagie* (Gazette des hôpitaux).

1858. *Examen des nouvelles doctrines sur la syphilis* (Moniteur des hôpitaux).

— *De la contagion des accidents secondaires de la syphilis* (ibid).

1859. *De l'accident primitif produit par la contagion physiologique ou artificielle des accidents secondaires* (ibid).

— *Lettre à M. Diday sur une nouvelle question relative à la transmission des accidents secondaires* (Gazette médicale de Lyon).

1860. *De l'unicité du virus vénérien* (Moniteur des hôpitaux).

1861. *Du chancre produit par la contagion des accidents secondaires.* 1 vol. in-8°, 2° édit.

1864. *Traité théorique et pratique des maladies vénériennes.* 1 fort vol. in-8°.

1865. *Unicisme et dualisme chancreux.* Br. in-8°.

1868. *Aphorismes sur les maladies vénériennes.* 1 vol. in-18.

PARIS. — IMP. SIMON RAÇON ET COMP., RUE D'ERFURTH, 1.

LA

SYPHILIS

DANS SES RAPPORTS AVEC

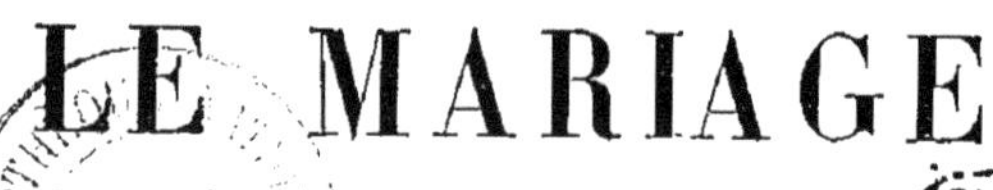

LE MARIAGE

PAR

EDMOND LANGLEBERT

DOCTEUR EN MÉDECINE

PROFESSEUR LIBRE DE CLINIQUE ET DE PATHOLOGIE SPÉCIALES

> On ne se marie pas pour soy, quoy qu'on die : on se marie autant, ou plus, pour sa postérité, pour sa famille; l'usage et l'intérest du mariage touche nostre race, bien loing pardelà nous.
>
> (MONTAIGNE, *Essais*, liv. III, chap v.)

PARIS

ADRIEN DELAHAYE, LIBRAIRE-ÉDITEUR

PLACE DE L'ÉCOLE-DE-MÉDECINE

1873

AVANT-PROPOS

Il n'est aucun médecin, je ne parle pas seulement des spécialistes, qui ne soit fréquemment consulté par des individus qui, ayant été atteints de syphilis ou d'autres maladies vénériennes, viennent lui poser cette question : *Docteur, puis-je me marier sans crainte?* C'est là, et cela se comprend, un des plus grands soucis de la plupart de ceux qui, après avoir payé leur tribut à la folle jeunesse, désirent, comme on dit, régler leur compte et en finir avec une existence pleine de charmes, sans doute, mais aussi trop souvent semée d'amertumes et de périls.

Or, de toutes les questions que soulève chaque jour l'exercice de la médecine, celle-ci est assurément une des plus ardues, une de celles qui exigent, de la part du médecin chargé d'y répondre, le plus de prudence, de savoir et de sagacité. Deux intérêts, également respectables, se dressent aussitôt devant lui : d'une part, l'intérêt général, c'est-à-dire les avantages ou les inconvénients qu'il peut y avoir pour la société à permettre ou à interdire le mariage ; d'autre part, l'intérêt particulier du client qui vient lui soumettre ses doutes et ses appréhensions.

Supposons que le médecin, ainsi consulté, soit de ceux qui ne croient pas à la curabilité de la syphilis, et, par suite, à la possibilité d'en prévenir jamais les récidives.

Devra-t-il, obéissant à l'inflexible logique, éloigner du mariage tout individu qui en a été atteint, et contribuer ainsi, au grand détriment de la morale sociale, à grossir le nombre toujours croissant des voltigeurs du célibat?

Supposons, au contraire, que le médecin, trop confiant dans le pouvoir de la thérapeutique, permette le mariage sans avoir examiné et calculé longuement les probabilités, pour ou contre, un retour possible de la maladie.... A quels chagrins, à quels amers et inutiles regrets n'expose-t-il pas son malheureux client, sans compter les reproches et les malédictions que pourront lui attirer les suites fatales d'un pronostic trop légèrement porté, et dont la famille qui en sera devenue la victime fera nécessairement peser sur lui la responsabilité?

Mais il peut arriver, et il n'arrive que trop souvent, que le médecin ne soit consulté qu'après la conclusion du mariage, ou bien quand l'un des deux époux a depuis contracté la syphilis. Ici surgissent encore de nouvelles et importantes questions : les précautions à indiquer pour empêcher la maladie de se transmettre de l'un à l'autre des deux époux ; ce qu'il convient de faire pour en préserver les enfants à venir ; le traitement de la syphilis chez les femmes enceintes ; l'allaitement du nouveau-né, etc., etc.

Je n'insisterai pas davantage pour faire comprendre combien peut être difficile et scabreux le rôle du médecin appelé à se prononcer dans de telles circonstances. Et pourtant, sauf les quelques pages que j'ai consacrées à ce sujet dans mon *Traité des maladies vénériennes*, c'est en vain qu'on chercherait, dans les ouvrages spéciaux, quelques préceptes pouvant guider sûrement le praticien dans l'appréciation des nombreuses particularités que comporte la grave question de *la syphilis dans ses rapports avec le mariage*. Tous sont muets à cet égard, ou du moins ne renferment que quelques indications vagues et complétement insuffisantes.

J'ose donc espérer que mes jeunes confrères feront bon accueil à ce travail, dans lequel j'ai cherché à exposer, avec tous les détails nécessaires, ce qu'une longue expérience a pu m'apprendre sur ce point délicat et encore peu connu de déontologie médicale.

EDMOND LANGLEBERT.

Paris, 18 septembre 1872.

LA SYPHILIS

DANS SES RAPPORTS

AVEC LE MARIAGE

Division du sujet. — Questions générales. — Premier devoir du médecin chargé d'y répondre.

Peut-être aurions-nous dû intituler ce livre : *Des maladies vénériennes dans leurs rapports avec le mariage.* Car nous nous proposons d'étudier, à ce point de vue, non-seulement la syphilis proprement dite ou syphilis constitutionnelle, mais encore le chancre simple ou syphilis locale, ainsi que les affections blennorhagiques, notamment la blennorrhée uréthrale, la prostatorrhée, la balano-posthite et l'engorgement chronique des épididymes. Néanmoins, comme la syphilis proprement dite est de toutes ces maladies celle qui offre, sous ce rapport, le plus haut intérêt, nous avons cru devoir choisir entre ces deux titres celui qui indiquait le mieux le côté saillant de notre sujet.

Les différents cas qui peuvent se présenter dans la pratique sont nécessairement très-nombreux, aussi nombreux et variés que le sont elles-mêmes les formes initiales ou consécutives des diverses affections que nous venons d'énumérer. Nous avons dû, pour en faciliter l'étude, les partager en six groupes distincts, correspondant chacun à l'une des six questions suivantes, qui comprennent dans leur ensemble toutes les particularités sur lesquelles le médecin peut être appelé à se prononcer, avant ou après le mariage.

1° Un individu, homme ou femme, jusqu'ici indemne de tout antécédent syphilitique, porte actuellement un ou plusieurs chancres offrant les caractères du chancre simple, non infectant. Il demande s'il pourra se marier, et à quelle époque le mariag lui sera permis?

2° Un individu a eu, il y a six mois ou à une époque plus éloignée, un ou plusieurs chancres dont il ne peut préciser la nature, et pour lesquels il a suivi pendant quelque temps un traitement mercuriel. Même question.

3° Un homme est actuellement atteint d'un écoulement uréthral chronique, suintement muqueux, prostatorrhée, goutte militaire, avec ou sans engorgement des épididymes. Même question.

4° Un individu est ou a été atteint d'un chancre bien et dûment infectant, lequel sera, est ou a été suivi d'accidents secondaires ou tertiaires. Même question.

5° Un homme se marie après avoir eu la syphilis, mais à une époque assez éloignée pour lui permettre d'espérer que de nouveaux symptômes ne se reproduiront plus. Qu'a-t-il à craindre pour ses enfants à venir?

6° Un individu se marie ayant encore des symptômes syphilitiques apparents, ou contracte la syphilis après son mariage. Que doit-il faire pour éviter ou, du moins, pour atténuer autant que possible les conséquences de sa faute?

Pour répondre à chacune de ces questions, il ne

suffirait pas de connaître exactement les divers symptômes des maladies vénériennes. S'il en était ainsi, le travail que j'entreprends deviendrait inutile, et je n'aurais qu'à renvoyer mes lecteurs aux ouvrages spéciaux qui traitent de ces maladies. Ce qu'il importe surtout, c'est que le médecin soit mis en mesure d'apprécier la valeur de chacun de ces symptômes au point de vue du pronostic qu'il peut en déduire. Il faut qu'il sache reconnaître si telle de ces maladies sera légère ou grave, quelles sont les chances de guérison qu'elle présente, quels seront ses accidents probables, leur forme, leur durée, et, par suite, si l'individu qui en est atteint peut ou pourra se marier, sans avoir à craindre de la transmettre à sa femme ou à ses enfants. Tel est, en effet, le seul côté pratique, essentiel et, je puis le dire, à peu près nouveau du sujet que je me propose de développer.

Mais avant d'entrer en matière, qu'il me soit permis de rappeler ici aux jeunes médecins que leur premier devoir, lorsqu'ils seront mis en demeure de se prononcer sur l'opportunité d'un mariage, eu égard aux antécédents syphilitiques de l'un ou de l'autre des deux futurs conjoints, est de se renfermer complétement dans leur rôle, et de fermer l'oreille à toute considération étrangère à la question purement médicale qui leur sera posée. Qu'ils n'oublient pas que, si certains clients, préoccupés avant tout du salut de leur famille à venir, ne consultent leur médecin qu'avec la ferme volonté de se soumettre à son avis, quel qu'il soit, il en est d'autres, au contraire, qui ne s'adressent à l'homme de l'art que par une sorte d'acquit de conscience et avec le secret espoir d'en obtenir un jugement favorable à la réalisation de leur projet. Tout en lui exposant, avec plus ou moins de franchise, leurs antécédents pathologiques, ils cherchent, en quelque sorte, à en faire valoir les circonstances atténuantes, en insistant auprès de lui sur les divers motifs de convenance personnelle qui les engagent à se marier : questions d'argent, de position, promesses faites, etc. Le médecin, je le répète, doit rester sourd à ce langage, et ne fonder son jugement que sur une investigation savante et minutieuse des détails qui le concernent. C'est le seul moyen qui soit en son pouvoir de dégager sa responsabilité, et d'éviter ainsi, dans l'avenir, les désagréments qui pourraient résulter pour lui d'une condescendance trop facile aux désirs de son client.

PREMIÈRE QUESTION

UN INDIVIDU, HOMME OU FEMME, JUSQU'ICI INDEMNE DE TOUT ANTÉCÉDENT SYPHILITIQUE, PORTE ACTUELLEMENT UN OU PLUSIEURS CHANCRES OFFRANT LES CARACTÈRES DU CHANCRE SIMPLE, NON INFECTANT.

I

Nécessité d'ajourner le mariage à la suite d'un ou de plusieurs chancres supposés simples. — Quelle doit être la durée de cet ajournement? — Le mercure peut-il supprimer ou retarder les manifestations de la syphilis constitutionnelle?

Le chancre simple étant une maladie locale, ou du moins n'étant jamais suivi d'aucun des symptômes appartenant à la syphilis constitutionnelle, il en résulte qu'une fois ce chancre cicatrisé, l'individu qui en était atteint peut être considéré comme entièrement guéri. Si cet individu n'a pas d'autres antécédents syphilitiques, il est évident qu'il n'y aurait aucun motif pour lui interdire le mariage, à partir du moment où son chancre aurait disparu, — le chancre simple ne se reproduisant jamais spontanément, — si l'on avait la certitude que ce chancre était bien réellement un chancre simple, non infectant.

Mais quelle que soit l'opinion que l'on puisse avoir sur l'origine et la nature du chancre simple, soit qu'on le regarde comme une espèce nosologique distincte et complétement étrangère à la syphilis proprement dite, soit qu'on le considère comme une variété du chancre infectant, comme un chancroïde ou syphilis locale, il est un fait sur lequel tous les vrais praticiens sont d'accord : c'est la difficulté et même l'impossibilité absolue, dans beaucoup de cas, de reconnaître immédiatement, *de visu*, si tel chancre est simple ou s'il est infectant. Le peu de durée de l'incubation, la forme de l'ulcère, la mollesse de sa base, l'aspect grisâtre et chagriné de sa surface, ses bords taillés à pic, sa suppuration abondante, en un mot, tous les signes classiques du chancre mou peuvent, sans doute, nous donner l'espoir, mais *jamais la certitude* que ce chancre est simple et restera tel.

Il en est de même de l'inoculation artificielle proposée par quelques auteurs comme un moyen sûr de reconnaître si un chancre est simple ou infectant, quels que soient d'ailleurs ses caractères objectifs. Je crois avoir suffisamment prouvé, dans mon *Traité des maladies vénériennes* (p. 365 et suiv.), que ce moyen, réputé infaillible, est aussi inutile que dangereux, inutile puisque le pus du chancre infectant est capable, dans certains cas, de s'inoculer avec succès sur le malade même ou sur tout autre sujet syphilitique, dangereux puisqu'il a pour effet, quand il réussit, de doter le malade d'un nouveau chancre dont les conséquences peuvent être désastreuses.

Le diagnostic différentiel entre le chancre simple et le chancre infectant, j'entends un diagnostic rigoureux, exempt du moindre doute et à l'abri de toute erreur, n'étant possible dans aucun cas, le médecin devra donc conseiller à tout individu qui vient d'avoir un ou plusieurs chancres supposés simples d'attendre un certain temps avant de signer son contrat.

Mais quelle doit être la durée de cet ajournement? — Cette question revient à nous demander quel est le temps maximum qui peut s'écouler entre le début de l'accident primitif et l'apparition des symptômes généraux ou secondaires de la syphilis.

« Supposons, dit M. Ricord, dont je partage entièrement l'opinion sur ce point, un malade laissé sans traitement à la suite d'un chancre infectant. J'affirme avec toute certitude que *six mois ne se passeront pas sans qu'il survienne des manifestations de l'intoxication syphilitique*. Avant le délai prescrit, ce regrettable pronostic se trouvera vérifié.... L'apparition d'accidents constitutionnels à la suite de l'infection, dans une période fixe, dans un terme infranchissable, constitue une véritable *loi*, une loi que les errements de l'école physiologique nous ont donné l'occasion de vérifier mille fois, et que l'incurie des malades vient chaque jour confirmer[1]. »

M. Diday, de son côté, a publié, dans son *Exposition critique des nouvelles doctrines sur la syphilis*[2], un relevé statistique comprenant cin-

[1] *Leçons sur le chancre*. Paris, 1858, p. 128.
[2] Un vol. in-18. Paris, 1858.

quante-deux malades de sa clientèle privée, tous traités par lui et sans mercure dès le début de l'accident primitif. Or, sur ces cinquante-deux cas, colligés dans l'espace de vingt mois, il a trouvé que les symptômes secondaires ont éclaté, en moyenne, *quarante-six* jours après le début du chancre. M. Diday fait remarquer que cette moyenne ne résulte pas du rapprochement de quelques chiffres énormes balancés par quelques chiffres minimes. Les unités qui la constituent sont, au contraire à peu de chose près, d'égale valeur. Ainsi, chez trente-huit de ces cinquante-deux malades, le premier signe de l'infection s'est manifesté du trente-cinquième au cinquantième jour. Sur les quatorze autres malades, l'époque la plus rapprochée de l'accident primitif a été de vingt-cinq jours et la plus éloignée de cent cinq jours ou trois mois et demi (*loc. cit.*, p. 266).

Des résultats analogues avaient été précédemment obtenus par M. Bassereau. Cet habile observateur ayant cherché, pendant six années, à déterminer le temps qui s'écoule entre la contagion et l'apparition de l'érythème syphilitique (roséole), qu'il considère, avec raison, comme un des symptômes les plus précoces de la syphilis constitutionnelle, a trouvé que cet érythème s'était montré :

Dans 14 cas, du 20e au 30e jour.
Dans 66 cas, du 30e au 60e jour.
Dans 23 cas, du 60e au 90e jour.
Dans 3 cas, du 90e au 120e jour.
Dans 1 cas, pendant le 5e mois.

Ce qui donne une moyenne de *cinquante* jours, chiffre peu différent, comme on le voit, de celui trouvé par M. Diday[1].

Citons encore une statistique établie par M. Rollet, d'après un relevé d'inoculations expérimentales faites, il y a quelques années, par plusieurs syphiliographes, entre autres par Gibert, Wallace et Rinecker, pour prouver la contagiosité des accidents secondaires. Ne tenant compte que des observations où le temps écoulé entre le début de ces accidents et celui du chancre a été indiqué d'une manière précise, M. Rollet a trouvé que l'intervalle entre ces deux ordres d'accidents a été de *quarante-sept* jours en moyenne, avec un minimum de douze et un maximum de cent trente jours ou à peu près de quatre mois et demi.

[1] Bassereau, *Traité des affections de la peau symptomatiques de la syphilis*. Paris, 1852, p. 175.

Mon expérience personnelle est entièrement conforme à ces résultats. Depuis plus de vingt ans, pendant lesquels j'ai pu observer à Paris, et sur une très-large échelle, l'évolution de la syphilis, j'ai toujours vu les symptômes généraux ou secondaires apparaître dans les délais indiqués par les statistiques qui précèdent. Ma conviction sur ce point est entière, absolue, et je ne puis que répéter ici ce que j'écrivais, il y a quatre ans, dans mes *Aphorismes :*

« Une période dite d'incubation, dont la durée peut varier de *quelques semaines à trois ou quatre mois*, sépare constamment le début du chancre infectant de l'apparition des accidents généraux de la syphilis.

« Rien ne peut empêcher, chez un malade qui a eu un chancre infectant, la production des accidents généraux de la syphilis. Leur développement dans le délai normal est constant, inévitable, quels que soient le tempérament, l'âge, le sexe, etc., des individus infectés[1]. »

Mais je vais plus loin, et j'affirme que le traite-

[1] Ed. Langlebert, *Aphorismes sur les maladies vénériennes.* Paris, 1868, p. 94, sect. X, Aphor. 2 et 4.

ment lui-même est impuissant à retarder d'une manière sensible les premières manifestations de la syphilis constitutionnelle. Convaincu que si le mercure ne peut prévenir les accidents secondaires, il a du moins pour effet d'en atténuer la gravité, j'ai pris pour règle de prescrire ce remède à tous les malades, sans exception, qui viennent me consulter pour un chancre infectant. Dès qu'une induration nettement formulée ainsi que la présence des pléiades ganglionnaires ne me laissent aucun doute sur la nature du chancre, j'engage mon malade à prendre matin et soir une ou deux pilules de sublimé, et je le préviens en même temps que dans un délai de quelques semaines à trois ou quatre mois, il verra se manifester sur lui quelques uns des symptômes (roséole, plaques muqueuses, croûtes du cuir chevelu, etc.), par lesquels débute ordinairement la syphilis constitutionnelle. Or l'événement vient toujours confirmer mon pronostic. Le plus souvent, et malgré l'augmentation progressive des doses de sublimé, la roséole apparaît du premier au deuxième mois, et dans beaucoup de cas, avant même que le chancre ait eu le temps de se cicatriser.

Peut-être me demandera-t-on pourquoi je n'attends pas, pour donner le remède, l'apparition de ces accidents. Je répondrai ce que j'ai dit plus haut et ailleurs : c'est que l'expérience m'a appris que le mercure a non-seulement pour effet d'en diminuer l'intensité, mais encore d'affranchir la plupart des malades qui le prennent en temps opportun des symptômes prodromiques de la syphilis (céphalée nocturne, douleurs rhumatoïdes, lassitude générale, etc.) si pénibles parfois, surtout chez les sujets nerveux et délicats.

En résumé, lorsqu'à la suite d'un chancre quelconque six mois se passent sans qu'aucun accident constitutionnel se manifeste, je dis et je maintiens avec Ricord, Diday, Rollet et tous les bons observateurs, que l'on peut être certain que le malade n'a pas subi l'infection générale, et j'ajoute que pour moi cette certitude reste entière, alors même que le malade aurait régulièrement suivi, pendant tout ce temps, un traitement spécifique.

II

Ajournement du mariage à six mois à la suite d'un ou plusieurs chancres supposés simples. — Un mot sur la cautérisation destructive du chancre simple à propos du mariage — Précautions à observer pendant le délai de six mois nécessaire pour s'assurer que le chancre en question ne sera pas suivi d'accidents généraux. — Observation clinique montrant le danger qu'il pourrait y avoir à permettre le mariage immédiatement après la guérison d'un chancre non induré. — Résumé.

Lors donc qu'un individu ayant actuellement un ou plusieurs chancres mous ou, pour mieux dire, un ou plusieurs chancres dont les caractères nous permettent d'espérer qu'ils ne seront pas suivis d'infection générale, vient nous demander quand il pourra se marier, nous devons lui conseiller d'attendre *six mois*. Si pendant ce temps, aucune manifestation syphilitique ne s'est produite, on pourra sans crainte laisser publier les bans. On pourrait, à la rigueur, prendre ces six mois à partir du début du chancre; mais pour plus de sûreté, je pense qu'il est bon de ne les compter qu'à partir du moment où celui-ci sera complétement cicatrisé. N'oublions pas d'ailleurs que certains chancres mous durent souvent trois ou quatre mois, et plus encore s'ils deviennent phagédéniques, et s'ils sont situés dans des régions où la cautérisation — le seul traitement sur lequel on puisse rigoureusement compter — ne peut leur être appliquée.

A propos de la cautérisation du chancre mou, qu'il me soit permis de faire ici une remarque qui ne sort pas complétement de mon sujet.

Si puissant que soit ce moyen de traitement, il y a des cas dans lesquels il est prudent de s'en abstenir. Il ne faut pas oublier, en effet, que la cautérisation — je parle de la cautérisation destructive avec le fer rouge, les acides, le chlorure de zinc, la pâte de Vienne, etc., — peut laisser après elle d'irréparables pertes de substances, de larges et indélébiles cicatrices, qui resteront comme témoins irrécusables d'un mal qu'on a toujours intérêt à cacher. Si donc, pour détruire un chancre qui, traité par les moyens ordinaires, aurait pu se cicatriser en quelques semaines et sans laisser aucune trace, ce qui arrive le plus souvent, vous exposez votre malade à en conserver éternellement la marque, vous lui rendez un mauvais service. Que plus tard votre client se marie, le voilà condamné vis-à-vis de sa femme à une contrainte perpétuelle ; car il redoutera, avec juste raison, d'être obligé, si elle s'en aperçoit, à un aveu toujours pénible, et qui pourrait avoir pour résultat d'amener chez elle un refroidissement et même un sentiment de répugnance facile à comprendre. Cette considération, qu'il ne faut jamais perdre de vue dans le traitement du chancre mou, s'applique également au traitement des bubons[1].

L'ajournement du mariage à six mois pour tout individu qui vient d'avoir un chancre mou, ayant pour but de s'assurer que le malade n'a pas subi l'intoxication syphilitique, le médecin devra recommander à son client de s'examiner chaque jour minutieusement. Il aura soin de lui indiquer d'avance les accidents qui pourraient se produire (roséole, papules, plaques muqueuses, croûtes du cuir chevelu, adénopathie cervicale, etc.) ; car ces accidents, dans certaines syphilis bénignes, sont parfois peu marqués et pourraient facilement, si le malade n'était pas prévenu, échapper à son

[1] Voyez mon *Traité des maladies vénériennes*, p. 417 et 436.

attention. Pour plus de sûreté, il engagera celui-ci à venir le revoir une ou deux fois par mois, alors même qu'il ne se serait aperçu d'aucun symptôme suspect.

Peut-être trouvera-t-on que nous péchons ici par excès de prudence. Mais si l'on considère à quelles tristes conséquences peut conduire l'oubli des précautions que nous venons d'indiquer, on nous pardonnera volontiers d'y insister si longuement. En voici un nouvel exemple que j'ai recueilli cette année même, et qui, je dois le dire, m'a remis en mémoire le projet que j'avais formé depuis longtemps d'écrire ce livre, mais dont les événements m'avaient forcé de réserver l'exécution pour des temps meilleurs.

Au commencement de février 1872, M. X..., âgé de 30 ans, vint me prévenir qu'il m'amènerait le lendemain sa jeune femme, qu'il supposait atteinte, comme lui, de syphilis constitutionnelle. Il me raconta qu'il était marié depuis cinq mois. Quatre mois avant son mariage, en mai 1871, il avait contracté en Belgique, où il s'était réfugié, une petite ulcération, à peine large comme une lentille et située sur la partie moyenne du gland, où elle avait laissé une légère empreinte cicatricielle encore visible. Il avait alors consulté un médecin, qui le rassura complétement, lui disant que ce n'était qu'une simple écorchure ou tout au plus un *chancre volant*, que feraient bientôt disparaître quelques pansements au vin aromatique. Au bout de trois semaines, ce prétendu chancre volant était, en effet, cicatrisé, et le malade revenait à Paris, où il se mariait trois mois après.

Que se passa-t-il pendant ces trois mois? Le malade a-t-il eu quelques accidents dont il ne se serait pas aperçu ou dont il aurait méconnu la nature, rassuré qu'il était sur les suites de son chancre, auquel, d'ailleurs, il ne pensait plus? Cela est probable, mais il ne peut ou ne veut me donner, à cet égard, aucun renseignement.

Quoi qu'il en soit, M. X... a maintenant la gorge couverte de plaques muqueuses ulcérées ; deux plaques semblables occupent la lèvre inférieure, à peu de distance des commissures de chaque côté ; sur le ventre, quelques papules cuivrées, restes d'une éruption plus forte qui remonterait, d'après lui, à trois ou quatre mois, mais dont il n'avait pas d'abord soupçonné la gravité.

Le lendemain de cette première visite, M. X... m'amena sa femme, jeune personne de 22 ans, brune et de petite taille. Elle était en pleine vérole secondaire : taches de roséole entre les seins, sur le ventre et aux avant-bras; plaques grisâtres recouvrant les amygdales; tuméfaction des ganglions cervicaux; rien à la vulve ni aux aines. Pour un œil exercé à reconnaître l'âge relatif des lésions syphilitiques, il était facile de voir que cette syphilis était d'origine plus récente que celle du mari. La malade ne pouvait toutefois en préciser la date, et, malgré mes recherches, il me fut impossible de découvrir la trace du chancre initial, lequel devait, suivant toute apparence, avoir existé deux ou trois mois auparavant. Quelques ganglions sous-maxillaires, légèrement tuméfiés et indolents, me firent seulement supposer que ce chancre avait pu avoir pour siége quelque point de la cavité buccale.

Je prescrivis à mes deux malades le même traitement, en recommandant au mari, sinon de s'abstenir de tout rapport avec sa femme, du moins de prendre ses précautions pour en éviter le résultat possible. Ma recommandation venait trop tard; Madame X... était enceinte de six semaines. Au moment où j'écris ces lignes, les accidents ont à peu près disparu chez M. X... Sa femme a encore quelques plaques sur les amygdales ; elle est au sixième mois de sa grossesse, qui la fatigue beaucoup et l'empêche de suivre régulièrement le traitement mixte (sublimé et iodure de potassium) auquel j'ai cru devoir la soumettre depuis quelque temps.

Je compléterai, si je puis, cette observation qui, telle qu'elle est, ne démontre que trop clairement les inconvénients qui peuvent résulter, en pareil cas, d'un excès de confiance dans les caractères indiqués par les auteurs comme distinctifs du chancre simple, et d'un trop facile optimisme, eu égard à ses suites possibles. Si le médecin que notre malade a d'abord consulté l'avait engagé à attendre au moins six mois avant de se marier, en lui signalant les symptômes qui, pendant ce temps, pouvaient se montrer sur lui, dans le cas où son chancre, supposé simple, serait infectant, il est probable que notre malade, ainsi prévenu, se serait aperçu à temps de son état et aurait pu éviter, pour lui et pour sa malheureuse compagne, la honte et les tristesses d'une union contractée dans de pareilles conditions.

Aussi ne saurais-je trop recommander à mes lecteurs les deux principes suivants, par lesquels je résumerai, en le terminant, ce premier chapitre :

« S'il est souvent possible et même facile de reconnaître qu'un chancre est infectant, il n'est aucun cas dans lequel on puisse affirmer en toute certitude qu'un chancre est simple et restera tel.

« Si favorables que puissent paraître, relativement au pronostic, la forme et l'aspect d'un chancre, il ne faut jamais donner au malade l'assurance formelle que ce chancre ne sera pas suivi de vérole[1]. »

Que de fois, à la suite d'un chancre considéré comme simple, l'apparition soudaine d'une roséole, de plaques muqueuses ou de tout autre symptôme constitutionnel, n'a-t-elle pas fait regretter, même à des praticiens habiles, un diagnostic trop hâtivement porté !

[1] *Aphorismes sur les maladies vénériennes*, p. 71, sect VII, aphor. 58 et 41.

DEUXIÈME QUESTION

UN INDIVIDU A EU, IL Y A SIX MOIS OU A UNE ÉPOQUE PLUS ÉLOIGNÉE, UN OU PLUSIEURS CHANCRES, DONT IL NE PEUT PRÉCISER LA NATURE, ET POUR LESQUELS IL A SUIVI PENDANT QUELQUE TEMPS UN TRAITEMENT MERCURIEL.

I

Diagnostic rétrospectif de la syphilis constitutionnelle.

Nous avons supposé, dans le chapitre qui précède, que le médecin appelé à donner son avis sur un projet de mariage, se trouve en présence d'un malade portant *actuellement* un chancre mou en voie de progrès ou tout *récemment* cicatrisé. Mais il peut arriver qu'il soit consulté par un individu qui a eu, six mois auparavant, ou à une époque

2.

plus éloignée, un ou plusieurs chancres dont il ne peut indiquer la nature et pour lesquels il a suivi un traitement mercuriel. L'individu affirme d'ailleurs qu'il n'a éprouvé depuis aucun accident constitutionnel. Le mariage, dans ces conditions, est-il immédiatement possible?

A l'époque où, sur la foi de J. Hunter et de son école, on croyait le mercure capable de prévenir la syphilis secondaire ou d'en ajourner indéfiniment les manifestations, cette question ne devait pas être une des moins embarrassantes. En admettant comme réelle la vertu prophylactique du mercure, comment savoir si tel individu, qui en avait pris à la suite d'un chancre quelconque, était ou non sous l'influence de la diathèse? Les accidents secondaires, ajournés par le remède, ne pouvaient-ils pas se reproduire après le mariage? Ou bien, ceux-ci faisant défaut, la syphilis tertiaire ne menaçait-elle pas l'individu dans un avenir plus ou moins éloigné?... Autant de questions qui jetaient le praticien dans la plus grande perplexité.

Ces difficultés n'existent plus pour nous qui savons aujourd'hui que non-seulement le mercure ne prévient pas la syphilis secondaire, mais encore qu'il est impuissant à en retarder d'une manière sensible les premières manifestations. Peu importe donc, pour résoudre la question présente, que le malade ait ou n'ait pas suivi de traitement mercuriel. L'essentiel est de savoir s'il a eu ou s'il n'a pas eu d'accidents syphilitiques à la suite des chancres dont il s'accuse.

L'individu affirme, il est vrai, qu'il n'a été atteint d'aucun accident de ce genre; mais cette affirmation ne saurait suffire au médecin qui sait, par expérience, que certains symptômes, dont la présence ne se révèle par aucune sensation de douleur ou de prurit, peuvent passer inaperçus du malade, surtout quand celui-ci n'a pas été prévenu de leur développement possible. Que de fois il m'est arrivé de découvrir sur mes malades des taches de roséole et même des plaques muqueuses dont ils ne soupçonnaient seulement pas l'existence! Pour la roséole en particulier, c'est presque toujours le médecin qui, sachant arrivée l'époque ordinaire de son apparition, s'en aperçoit le premier.

Ce n'est donc pas toujours chose facile de reconnaître si un individu qui déclare avoir eu des chancres à une époque déjà lointaine, trois ou quatre ans, par exemple, a eu ou n'a pas eu la syphilis constitutionnelle. Ce diagnostic rétrospectif exige, de la part du médecin, non-seulement une connaissance parfaite des divers symptômes syphilitiques et des stigmates qu'ils peuvent laisser après eux, mais encore une grande habitude d'interroger les malades et de saisir, au milieu de leurs réponses, souvent obscures et embarrassées, les indices sur lesquels il doit asseoir son jugement.

Ne pouvant enseigner ici ce qui ne s'apprend et ne s'acquiert que par une longue pratique, c'est-à-dire le tact médical, l'art clinique, qui seuls font le vrai médecin, je me bornerai à indiquer sommairement la méthode qu'il convient de suivre dans l'interrogatoire et l'examen des clients qui, sur le point de se marier, viennent nous raconter leurs accidents de jeunesse et nous demander conseil.

II

Formulaire pour l'interrogatoire et l'examen des individus soupçonnés d'avoir eu la syphilis. — Enterrement de la vie de garçon.

I. — L'individu a eu autrefois des chancres ou des blennorrhagies. (Pour la blennorrhagie, voyez le chapitre suivant.)

II. — Préciser l'époque où ces accidents se sont produits. L'individu n'a-t-il eu qu'un seul chancre ou en a-t-il eu plusieurs? Dans ce dernier cas, ces chancres existaient-ils simultanément, ou se sont-ils montrés à des époques différentes?

III. — Dans l'hypothèse d'un seul chancre, quels étaient son siége, sa forme, sa dimension? Quel temps s'est écoulé entre son apparition et le moment probable où il a été contracté? Était-il mou ou induré?

IV. — Examiner la place indiquée comme ayant été le siége du chancre en question. Ne pas oublier que l'induration spécifique peut persister très-longtemps après l'ulcération chancreuse; qu'elle peut même, dans quelques cas, être encore apparente après plusieurs années. Se rappeler également que la cicatrice du chancre infectant présente souvent, lorsqu'elle occupe une surface cutanée, la peau du prépuce, par exemple, une teinte bronzée caractéristique qui ne s'efface que très-lentement.

V. — Relativement au siége du chancre, ne pas oublier son importance séméiotique, puisque dans certaines régions, telles que les lèvres, la langue et autres points de la face, on n'observe jamais que des chancres infectants, et que, dans d'autres régions, telles que le fourreau de la verge et le scrotum, ce dernier chancre, sans y être exclusif, s'y montre beaucoup plus fréquemment que le chancre simple.

VI. — Que s'est-il passé dans les ganglions voisins du chancre? Ces ganglions se sont-ils tuméfiés? Étaient-ils plusieurs formant dans l'aine (nous supposons le chancre aux organes sexuels), d'un seul côté ou des deux côtés à la fois, une pléiade dure et indolente? Ou bien, s'est-il produit une tumeur inflammatoire, rouge, douloureuse, ayant pour centre un seul ganglion?

VII. — Dans ce dernier cas, la tumeur ganglionnaire a-t-elle suppuré, ou s'est-elle terminée par résolution? Si elle a suppuré, l'ouverture spontanée ou artificielle par laquelle s'est échappé le pus s'est-elle promptement fermée, ou s'est-elle, au contraire, progressivement agrandie et transformée elle-même en une plaie chancreuse?

VIII. — Examiner les régions inguinales, où peut-être trouvera-t-on encore les vestiges d'une adénopathie spécifique qui, comme l'induration chancreuse, persiste souvent pendant un temps très-long, des mois, des années même après l'accident primitif.

IX. — Si le malade a eu un bubon suppuré, la cicatrice pourra faire reconnaître si ce bubon était simplement inflammatoire ou s'il s'est terminé par un chancre ganglionnaire, ce qui est important à savoir, puisque dans ce dernier cas, on peut être *à peu près* certain qu'il n'y a pas eu d'infection générale.

X. — Demander combien de temps le chancre ou les chancres ont duré; quel a été le traitement suivi; le nom du médecin qui l'a ordonné : *Naturam morborum ostendunt remedia*, quand ils ont été prescrits par un médecin d'un savoir reconnu.

XI. — Que s'est-il produit à leur suite? Le malade se rappelle-t-il avoir éprouvé, dans les deux ou trois premiers mois qui ont suivi le début de son chancre, une sensation de faiblesse et de fatigue, des douleurs de tête ou dans les membres, dont il aurait surtout souffert pendant la nuit ?

XII. — Le malade a-t-il vu se développer sur sa poitrine, sur son ventre et ses avant-bras des taches rosées ou de petits boutons de même couleur, de forme lenticulaire, et n'excitant aucune démangeaison ?

XIII. — A la même époque ou un peu plus tard, le malade a-t-il eu dans la gorge, aux lèvres ou sur la langue des plaques grisâtres, avec ou sans ulcération? Ses cheveux se sont-ils éclaircis? A-t-il eu sur différents points du cuir chevelu des croutes noirâtres du volume d'une lentille? Ses ganglions mastoïdiens ou cervicaux se sont-ils tuméfiés ?

XIV. — Palper la région occipitale, où peut-être trouvera-t-on encore quelque engorgement ganglionnaire, ces engorgements pouvant dans certains cas, persister très-longtemps après la disparition des autres symptômes syphilitiques.

XV. — Voir si les cheveux se sont éclaircis, particulièrement aux régions temporale et occipitale; s'ils ont conservé leur souplesse et leur brillant naturels ou s'ils sont, au contraire, devenus ternes, secs et comme pulvérulents; si le cuir chevelu ne présente pas çà et là quelques cicatrices ou petites places blanchâtres dépourvues de cheveux.

XVI. — Examiner la gorge. Si les amygdales et le voile du palais ont été le siége de plaques muqueuses ulcérées — symptôme qui fait bien rarement défaut dans la syphilis secondaire — on pourra, en général, le reconnaître aux traces indélébiles que ces plaques auront laissées sur la muqueuse. Celle-ci, au lieu d'être lisse comme d'habitude, présentera une surface irrégulière, d'aspect rugueux et comme chagriné; le bord du voile du palais, les arêtes de ses piliers auront perdu la netteté de leur contour; ils seront frangés et déchiquetés plus ou moins profondément. Ce signe n'a toutefois qu'une valeur relative, la cautérisation de la gorge, pratiquée pour toute autre maladie, pouvant avoir le même résultat.

XVII. — Se rappeler que chez beaucoup d'individus qui ont eu la syphilis constitutionnelle, même à une époque fort éloignée, les lèvres, la face interne des joues et plus particulièrement les bords et la pointe de la langue deviennent le siége de petites taches blanchâtres, arrondies ou irrégulières, au niveau desquelles la muqueuse est quelquefois fendillée (*psoriasis muqueux*). Ces squames épithéliales, par leur longue persistance et la facilité avec laquelle elles se reproduisent, sont toujours un signe fâcheux qui donne, sinon la certitude, du moins une forte présomption en faveur d'une syphilis ancienne. (Voyez le chap. IV.)

XVIII. — Voir si sur le corps, et particulièrement sur le dos, les épaules et les jambes, ne se trouvent pas quelques cicatrices qu'auraient pu laisser des pustules d'ecthyma ou de rupia, cicatrices arrondies, réticulées et nettement circonscrites, ce qui les distingue des cicatrices de brûlures, toujours plus ou moins irrégulières. La poitrine, le ventre, les membres inférieurs, la paume des mains et la plante des pieds peuvent aussi présenter quelques taches ou macules avec ou sans dépression de leur surface, et dont la teinte jaunâtre ou cuivrée permet d'apprécier, dans une certaine mesure, leur âge relatif, les plus récentes étant nécessairement les plus foncées en couleur.

XIX. — Éviter surtout de confondre avec la roséole syphilitique — ce qui est arrivé souvent — ces éphélides ou taches hépatiques du *psoriasis versicolor*, affection toute locale, parasitaire, d'une extrême fréquence, et qui n'a de commun avec la roséole que son siége habituel, c'est-à-dire la poitrine et le ventre.

XX. — Ne pas prendre également pour des taches ou des papules syphilitiques, ces boutons d'acné que l'on observe si fréquemment dans le dos et sur les épaules de certains individus, et qui, chez les sujets à peau brune, laissent des macules persistantes d'un rouge sombre et cuivré. En questionnant le malade, on apprendra qu'il est atteint de cette éruption depuis très-longtemps, le plus ordinairement depuis son adolescence ou pour le moins depuis une époque antérieure à celle où il a contracté ses premiers accidents vénériens.

Tels sont les divers points sur lesquels devront porter l'interrogatoire et l'examen des individus qui, ayant eu antérieurement un ou plusieurs chancres de nature douteuse, viennent nous demander conseil relativement à un projet de mariage. Si cet interrogatoire et cet examen restent négatifs sur tous les points, et si la guérison du ou des chancres en question remonte à plus de six mois, on pourra sans crainte leur permettre la réalisation de leur projet. Mais s'il reste quelques doutes dans l'esprit, si quelques indices, si légers qu'ils soient, peuvent faire supposer que l'individu est entaché de syphilis constitutionnelle, le médecin prudent et soucieux, avant tout, des intérêts et de l'honneur de son art, devra se tenir sur la plus grande réserve, et ne permettre le mariage que dans certains cas et sous certaines conditions que nous examinerons plus loin. (Voyez le chap. IV.)

La difficulté et, si j'ose le dire, le mérite principal du travail que nous nous sommes imposé en composant ce livre, est moins de répondre à chacune des nombreuses questions qui s'y rattachent, que de prévoir ou se rappeler les divers cas qui peuvent se présenter dans la pratique. En voici un, par exemple, qui mérite assurément toute notre attention.

Certains individus, sur le point de se marier,

veulent, comme on dit, enterrer leur vie de garçon, et lui donner *inter pocula et... veneres*, un dernier adieu...

Le lendemain viennent les remords ou, pour mieux dire, l'inquiétude, qui les amène dans notre cabinet. — Docteur, je dois me marier dans quelques jours, le contrat est signé, les bans sont publiés, impossible de reculer le moment fatal.... Mais jugez de mon tourment et de mes regrets. Hier... etc., etc..... Suivent les détails de l'enterrement.

— Eh bien! monsieur, il faut à tout prix trouver un prétexte pour ajourner votre mariage. Ignorez-vous donc que si la blennorhagie et le chancre simple se montrent, en général, du deuxième au dixième jour qui suivent la contamination, le chancre infectant, le plus dangereux de tous, ne se produit ordinairement que du quinzième au trentième jour et, dans quelques cas mêmes, exceptionnels il est vrai, se fait attendre six semaines et jusqu'à deux mois?

Telle est la réponse qu'il convient de faire en pareille circonstance, à moins cependant que l'on puisse examiner la femme qui a présidé au susdit enterrement, et constater qu'elle est saine. Et encore resterait-il à craindre une contagion médiate.

Votre client fera ensuite ce qu'il voudra ; mais quoi qu'il arrive, votre responsabilité est à couvert.

Bien m'en a pris, il y a quelques années, de me tenir dans cette sage réserve à l'égard d'un client qui était venu me faire une confidence semblable. N'ayant pas tenu compte de mes conseils, il se maria, et eut un chancre qui apparut, si mes souvenirs sont exacts, huit ou dix jours après ses noces. Lorsqu'il s'en aperçut, il était trop tard; sa jeune femme était infectée. Elle eut elle-même un chancre qui fut suivi, comme celui de son époux, de divers symptômes syphilitiques pour lesquels je les traitai l'un et l'autre pendant une année environ.

Les faits de ce genre ne sont pas très-rares, surtout à Paris et dans les grandes villes. J'ai vu également des blennorrhagies se produire après le mariage chez des individus qui, deux ou trois jours avant la cérémonie, avaient voulu aussi célébrer leur enterrement. Avis donc aux futurs époux.

TROISIÈME QUESTION

UN HOMME EST ACTUELLEMENT ATTEINT D'UN ÉCOULEMENT URÉTHRAL CHRONIQUE, SUINTEMENT MUQUEUX, PROSTATORRHÉE, GOUTTE MILITAIRE, AVEC OU SANS ENGORGEMENT DES ÉPIDIDYMES.

I

Distinction à établir entre les écoulements contagieux et ceux qui ont cessé de l'être. — Écoulements non contagieux : suintements muqueux de l'urèthre ou de la prostate (suintement habituel et prostatorrhée) dans leurs rapports avec le mariage. — Hypochondrie uréthrale.

Nous passons sous silence la blennorrhagie aiguë. Comment supposer, en effet, qu'un individu ayant une chaudepisse récente, inflammatoire, avec écoulement abondant, épais, jaune verdâtre, douleur vive en urinant et pendant l'érection, etc., puisse un instant songer à remplir ses devoirs de nouvel époux? — Mais il peut arriver que cet individu vienne nous demander à quelle époque il en sera redevenu capable...

La première chose à faire, en pareil cas, est de constater qu'il s'agit bien d'une simple blennorrhagie et non d'un chancre uréthral. Mais là n'est pas le côté embarrassant de la question, le chancre de l'urèthre étant presque toujours visible au méat et s'accompagnant de symptômes qu'un praticien exercé saura reconnaître aisément[1]. La seule, la vraie difficulté est de fixer l'époque où le mariage sera possible.

Une chaudepisse commence, qui peut dire quand elle finira !

Sans doute, une uréthrite aiguë, convenablement traitée, peut disparaître et disparaît le plus souvent en quelques semaines. Un traitement abortif peut même en avoir raison en quelques jours. Mais aussi, que de fois il arrive que cette même maladie, malgré le traitement le mieux dirigé, malgré les soins les plus attentifs, malgré l'hygiène la plus sévère, passe à l'état chronique

[1] Voyez mon *Traité des maladies vénériennes*, p. 34 et suiv.

et s'y maintient, quoi qu'on fasse, pendant un temps indéfini ! Et alors surgit une nouvelle question :

Convient-il d'interdire le mariage à tout individu atteint d'un écoulement chronique de l'urèthre, si léger qu'il soit ?

Je ne le pense pas, et sur ce point je crois être d'accord avec la plupart des praticiens expérimentés. N'oublions pas, d'ailleurs, qu'une telle interdiction serait, en vue d'un danger le plus souvent imaginaire, la condamnation au célibat d'une notable partie de la population.

La blennorrhagie est une maladie locale, complétement étrangère à la syphilis, dont elle ne peut être, en aucun cas, ni la cause ni l'effet. Jamais la blennorrhagie n'est suivie d'accidents syphilitiques, jamais la syphilis n'engendre la blennorhagie. C'est là un fait sur lequel la science est aujourd'hui irrévocablement fixée. Un individu atteint d'une uréthrite peut, sans doute, communiquer une blennorrhagie uréthrale ou vaginale, mais rien de plus : et encore ne pourra-t-il le faire que dans certaines conditions qu'il est toujours facile de prévoir et, par conséquent, d'éviter.

C'est dans la matière purulente que réside exclusivement le pouvoir contagieux de la blenorrhagie, et encore faut-il, pour l'exercice de ce pouvoir, que l'écoulement en soit presque entièrement composé. Un écoulement formé de mucus pur ou, du moins, ne contenant qu'une proportion insignifiante de globules purulents, cesse d'être transmissible. Or, n'est-ce pas là le cas de la plupart des écoulements chroniques, le plus souvent réduits à un *suintement muqueux* incolore, transparent ou légèrement opalin, qui, par moments, vient humecter ou simplement coller l'une à l'autre les lèvres du méat? Ce suintement, qui ne s'accompagne d'aucun phénomène inflammatoire sensible, qui ne gêne en rien les fonctions de l'organe, ne saurait être considéré comme une maladie proprement dite. Ce n'est plus, en réalité, qu'une simple hypersécrétion des follicules muqueux, une sorte d'habitude vicieuse prise par ces glandules de produire, en quantité un peu plus grande que de coutume, le mucus qu'elles sont normalement chargées de sécréter, ce qui explique, selon nous, l'extrême difficulté que l'on éprouve à tarir ces suintements, l'habitude devenant, comme on le dit avec raison, une seconde nature.

Quelquefois ce sont les glandes de Cowper ou la

prostate qui sont le siége de ces suintements ou écoulements muqueux (*prostatorrhée*). Un liquide incolore, filant comme du blanc d'œuf ou de l'eau de gomme, s'échappe de temps à autre du canal, principalement pendant l'émission des dernières gouttes d'urine ou le passage des matières fécales à travers l'anus. Mais ce n'est là encore, je le répète, qu'une sécrétion normale exagérée, un surcroît d'activité dans le fonctionnement de ces organes et rien de plus. C'est par centaines que je pourrais citer les individus qui sont venus me consulter pour cette affection. La plupart en étaient atteints depuis fort longtemps, sans que leur santé générale, pas plus que l'état local de leurs organes sexuels, en eussent éprouvé la plus légère altération.

Ces écoulements ou suintements muqueux, soit qu'ils proviennent des glandules de l'urèthre, soit qu'ils aient leur source dans les glandes de Cowper ou dans la prostate, n'étant pas contagieux, nous n'y voyons aucun motif pour interdire le mariage aux individus qui en sont affectés. Autant vaudrait éloigner du mariage les jeunes filles qui ont des pertes blanches, ce qui vraisemblablement réduirait le rôle de l'écharpe municipale au couronnement des rosières.

Mais, chose étrange, lorsque ces individus viennent nous consulter à ce sujet, c'est bien moins, en général, pour demander s'ils peuvent se marier que pour exhaler leurs plaintes et nous dire les tourments qui les obsèdent. Par un contraste bizarre et inattendu, tandis que la syphilis laisse calmes et résignées la plupart de ses victimes, la blennorrhée uréthrale, ce suintement à peine visible, mais chaque jour renaissant, finit par jeter dans un profond désespoir presque tous les individus qui en sont affectés. Nous les voyons inquiets, découragés : leur avenir leur paraît perdu ; il leur faudra, nous disent-ils, renoncer au mariage, aux joies de la famille, etc. Il en est qui se croient impuissants ou, du moins, qui en arrivent auprès des femmes à un excès de timidité qui les paralyse dans l'organe même qui devait leur en assurer la possession.... Et telle est chez quelques-uns la ténacité de ce trouble mental, qu'il survit à la guérison. En vain leur suintement a-t-il depuis longtemps disparu, ils ne peuvent y croire. Si devant nous ils sont forcés d'en convenir, ils se rejettent alors sur l'état de leurs urines ; nous parlent de filaments, de flocons, de nuages qu'ils y observent, etc. D'autres se plaignent de sensations vagues, de démangeaisons, de chaleurs au périnée, s'irradiant dans les bourses, dans les cuisses ou vers le bas-ventre, etc., etc.

Cette variété d'hypochondrie, que j'ai le premier, je crois, décrite sous le nom d'*hypochondrie uréthrale*, est plus fréquente que la syphiliophobie, avec laquelle elle a été confondue par quelques auteurs. On l'observe dans toutes les classes de la société, plus fréquemment peut-être, ce qui pourra surprendre, dans les classes inférieures, chez des individus dont l'esprit a été le moins cultivé. Ce qui est certain, c'est que mon dispensaire m'en a offert de plus nombreux exemples que ma clientèle privée. Je me rappelle, entre autres, et mes élèves ont pu y voir, un garçon de café qui, guéri depuis six mois d'une blennorrhée insignifiante, se croyait toujours malade. Il venait, à chaque consultation, nous dire son désespoir, ses regrets, ses souffrances imaginaires. Il avait laissé au pays « une connaissance » qu'il brûlait du désir de revoir et d'épouser; mais il n'osait se mettre en route. Un jour où, comme d'habitude, j'avais vainement cherché à le rassurer, je lui prescrivis des pilules *micæ panis*. Un pharmacien peu intelligent lui ayant dit que nous nous moquions de lui, il cessa de venir nous voir, et nous apprîmes, par un de ses camarades, qu'il s'était adressé à un autre médecin.

Si, comme je viens de le dire, le suintement muqueux ne doit pas être considéré comme un motif suffisant pour interdire le mariage, il convient cependant de ne le permettre, en pareil cas, que sous certaines conditions et après avoir indiqué au malade quelques précautions indispensables. En premier lieu, on engagera celui-ci à profiter du temps qui lui reste encore avant son mariage pour essayer un nouveau traitement; puis le moment venu, et si ce traitement n'a pas mieux réussi que les autres, à ne remplir ses devoirs d'époux qu'avec beaucoup de modération. Mettre un frein à ses désirs est ici, plus peut-être qu'en toute autre circonstance, la première loi de l'hygiène. C'est aussi un acte de prudence et de bonne tactique conjugale, que ne devrait jamais oublier le nouvel époux, alors même qu'aucun motif de santé ne lui en imposerait l'obligation.

Nous avons dit que c'est dans le globule purulent que réside exclusivement le pouvoir contagieux de la blennorrhagie; qu'un écoulement réduit à du mucus pur ou presque pur cesse d'être transmissible. Mais il ne faut pas oublier que certains écoulements, et même certains suintements muqueux peuvent, sous l'influence d'une excitation vénérienne trop vive ou trop prolongée, revenir, en quelques heures, à l'état purulent. Les malades savent cela aussi bien que nous, et c'est même là le sujet de leur plus grande préoccupation quand ils sont sur le point de se marier. Aussi n'aura-t-on pas grande peine à leur faire sentir la nécessité de prendre toutes les précautions nécessaires pour empêcher leur suintement de redevenir contagieux. On devra donc leur recommander de s'observer chaque jour, et de s'abstenir immédiatement de tout rapport sexuel, s'ils s'aperçoivent que leur suintement a pris une teinte jaunâtre et est devenu plus abondant.

Cette abstention, du reste, ne sera que temporaire; car il est rare que ce retour de la maladie à l'état aigu soit de longue durée. Deux ou trois jours de repos, et quelques injections légèrement astringentes suffiront le plus ordinairement pour ramener le mal à son type primitif. Mais, en attendant, que le malade évite soigneusement de faire part à sa femme de ses appréhensions; qu'il se garde surtout d'entrer dans la voie des aveux. C'est ce qu'il pourrait faire de plus mal pour sa femme et pour lui-même. Qu'il accuse, si cela lui est nécessaire pour se mettre à l'aise, un léger *échauffement* dont il pourra facilement attribuer la cause aux ardeurs des premiers jours, ou à toute autre circonstance capable d'éloigner le soupçon.

Mais ce qui va sans doute étonner beaucoup de nos lecteurs, qui peut-être nous accuseront d'un optimisme exagéré, c'est d'apprendre que le mariage est souvent un excellent moyen de remédier au suintement muqueux, uréthral ou prostatique. Presque tous les malades à qui j'ai permis de se marier dans ces conditions, et que j'ai pu revoir quelque temps après, m'ont appris, en effet, qu'ils avaient fini par guérir. L'exercice régulier d'une fonction qui, auparavant, était livrée aux caprices du hasard, une existence calme, bien réglée, succédant aux fantaisies de la vie de garçon, avaient plus fait que tous les remèdes pharmaceutiques pour amener une guérison dont ils avaient si longtemps désespéré. Quoi qu'il en soit, c'est là un fait que mon expérience me permet d'affirmer, et que beaucoup de praticiens ont dû voir aussi bien que nous.

II

Uréthrite chronique ou goutte militaire. — Ses inconvénients au point de vue du mariage. — Observations cliniques. — Devoir du médecin en pareil cas. — Précautions que doit prendre l'individu qui se décide à se marier sans attendre sa guérison.

Les considérations qui précèdent ne s'appliquent, bien entendu, qu'aux suintements muqueux de l'urèthre ou des conduits prostatiques, à cette forme particulière de blennorrhée que les auteurs ont désignée sous le nom de *suintement habituel* ou de prostatorrhée. J'ai laissé de côté, jusqu'à présent, une autre variété de la blennorrhagie chronique, celle que l'on nomme vulgairement *goutte militaire*, et qui offre des caractères tout différents. Il ne s'agit plus ici d'un simple mucus clair et inoffensif; c'est une goutte purulente, jaune, épaisse, qui de temps à autre s'échappe de l'urèthre, principalement le matin. Tandis que le suintement muqueux n'est, ainsi que nous l'avons dit, qu'une simple hypersécrétion des follicules de l'urèthre ou de la prostate, la goutte militaire est toujours le symptôme d'une lésion plus ou moins grave et persistante de la muqueuse uréthrale : soit une inflammation partielle, nettement localisée, soit un rétrécissement, en arrière duquel se développent des granulations, des fongosités, souvent même des ulcérations.

La matière purulente qui forme la goutte militaire est contagieuse au même titre que l'écoulement semblable produit par l'uréthrite aiguë. Si elle ne peut communiquer la syphilis, comme on le croyait autrefois, elle peut du moins engendrer la blennorrhagie vaginale, et particulièrement les blennorrhagies des parties profondes du vagin, avec ulcération du col de l'utérus, blennorrhagies tenaces, difficiles à guérir et qui peuvent, à la longue, produire les plus fâcheux effets sur la santé générale. En voici un exemple :

Au mois d'octobre dernier (1871), un de mes anciens clients, que je n'avais pas revu depuis plusieurs années, m'amenait sa femme, âgée de 23 ans, avec laquelle il était marié depuis dix-huit mois. Quand il l'avait épousée, elle était, me dit-il, fraîche, bien portante et d'une excellente constitution. Mais, peu de temps après son mariage, et bien qu'elle ne fût pas devenue enceinte, elle avait commencé à perdre son embonpoint et sa fraîcheur. Son appétit avait diminué en même temps que ses digestions devenaient de plus en plus difficiles; elle avait souvent des crampes d'estomac avec gonflement de l'épigastre, symptôme qu'elle considérait comme la cause principale de l'état de maigreur et de faiblesse dans lequel elle était tombée. Son mari avait accusé d'abord les privations endurées pendant le siége; mais comme, depuis ce temps, la santé de sa femme, loin de s'améliorer, n'avait fait que péricliter de jour en jour, il fallait chercher un autre cause, et c'est pour cela qu'ils venaient l'un et l'autre me consulter.

En réponse aux premières questions que j'adressai à la malade, j'appris qu'elle éprouvait de temps à autre des douleurs vagues dans le bas-ventre, et que, depuis plus d'un an, elle avait un écoulement, peu abondant il est vrai, mais qui laissait sur son linge des taches jaunes. Néanmoins la menstruation n'avait subi que quelques irrégularités peu importantes. Le spéculum me permit alors de constater la présence d'une vaginite profonde. Le cul-de-sac postérieur du vagin avait une coloration rouge brique, et offrait une surface granulée, recouverte çà et là de mucus puriforme. Le col utérin était également enflammé, et l'on pouvait voir, sur sa lèvre inférieure légèrement tuméfiée, une érosion d'un rouge vif qui, partant de l'orifice du col, où elle semblait pénétrer, s'étendait sur toute la surface. Après avoir touché cette érosion ainsi que le cul-de-sac vaginal avec un tampon d'ouate imbibé d'une solution au dixième d'azotate d'argent, je retirai lentement le spéculum, et je pus alors reconnaître que, sur toute l'étendue comprise entre ce cul-de-sac et l'orifice vulvo-vaginal, la muqueuse était restée saine. Je conseillai à la malade de faire trois fois par jour des injections au tannin, de boire de l'eau de goudron et de prendre avant chaque repas deux pilules de Vallet.

Ne pouvant, en présence de la malade, faire part au mari de mes soupçons sur la cause probable de la maladie de sa femme, je lui fis comprendre que je désirais le revoir en particulier. Il revint, en effet, le lendemain, et m'avoua qu'au moment de son mariage, il lui restait encore, de plusieurs blennorhagies qu'il avait eues antérieurement, une goutte militaire dont il n'avait jamais pu se débarrasser, et qui s'était maintenue jusqu'alors sans aucun changement. Cette goutte, qu'il ne voyait, me dit-il, que le matin, et qui était à peine grosse comme un grain de chènevis, l'avait d'abord vivement préoccupé. Mais peu à peu il avait fini par n'y plus penser, d'autant mieux que le dernier médecin qu'il était allé consulter, avant son mariage, l'avait renvoyé en lui disant qu'il n'avait absolument rien, et en le traitant d'hypochondriaque.

Cependant le malade s'était aperçu depuis quelque temps que ses besoins d'uriner devenaient plus fréquents, et que son jet d'urine avait perdu de son volume et de sa force. L'introduction dans le canal d'une bougie à boule me fit reconnaître la présence, à une profondeur de dix centimètres environ, d'un rétrécissement organique, mais assez peu avancé toutefois pour ne pas m'ôter l'espoir de le guérir par la dilatation progressive.

Au bout de six semaines de ce traitement, la stricture uréthrale avait, en effet, disparu et, avec elle, la blennorhée, qui avant d'en devenir la conséquence, en avait été probablement la cause. Quant à la vaginite, elle dura un peu plus longtemps; mais elle finit par céder à son tour aux cautérisations répétées et aux injections astringentes, combinées avec l'usage interne des préparations ferrugineuses et arsenicales, lesquelles eurent pour effet de ramener peu à peu notre malade à sa bonne santé d'autrefois.

On trouve dans les auteurs d'assez nombreuses observations de ce genre. Lagneau, entre autres, et Baumès, de Lyon, en ont rapporté plusieurs, dans lesquelles nous voyons, comme dans celle qui précède, des jeunes femmes, mariées à des individus atteints d'écoulements chroniques, tomber peu de temps après leur mariage dans un état de faiblesse et de dépérissement dont on ne pouvait d'abord soupçonner la cause. Il est vrai que ces auteurs, qui écrivaient à une époque où la nature de la blennorrhagie n'était pas encore bien connue, attribuaient ce résultat à une influence syphilitique. Mais leurs observations n'en démontrent pas moins le danger que font courir à leurs femmes les individus qui se marient dans telles conditions.

La limite qui sépare le suintement muqueux de la goutte militaire, c'est-à-dire l'écoulement non contagieux de celui qui a conservé ce caractère, n'est pas toujours tellement tranchée que l'on puisse, dans tous les cas, décider en toute certitude si les rapports sexuels peuvent être ou non immédiatement permis. Pour peu donc que l'écoulement soit jaunâtre, purulent, le médecin devra conseiller au malade de se remettre en traitement, et d'ajourner son mariage jusqu'après sa guérison. Qu'il se garde surtout de se laisser entraîner, comme le médecin dont il est question dans l'observation précédente, à un excès d'optimisme qui pourrait avoir les plus fâcheux résultats. Il peut arriver encore que le suintement muqueux et la goutte militaire coexistent chez le même individu. Pendant le jour, le suintement est incolore ou légèrement opalin; le matin, c'est une goutte purulente que la pression fait sortir du canal. De là l'utilité de demander au malade si son écoulement, qui peut n'être que muqueux au moment où on l'examine, conserve toujours la même teinte. Il importe également de lui demander s'il n'éprouve pas des besoins d'uriner plus fréquents que de coutume et si son jet d'urine ne lui paraît pas aminci ou déformé au sortir de l'urèthre. Si la réponse est affirmative, on aura recours au cathétérisme pour voir si le malade n'aurait pas un rétrécissement commençant, auquel cas il serait prudent de ne lui permettre le mariage qu'à la condition de s'en faire préalablement débarrasser.

Mais, nous dira-t-on, puisque la goutte militaire est, de l'aveu de tous les praticiens, si difficile à guérir, ne permettre le mariage qu'après sa complète disparition, n'est-ce pas s'exposer à condamner au célibat perpétuel la plupart des individus qui en sont atteints? Je répondrai que si la goutte militaire est difficile à guérir, il s'en faut de beaucoup qu'elle soit incurable, et que, dans les cas où elle prend ce dernier caractère, elle se complique ordinairement de lésions uréthrales ou prostatiques qui, par leur gravité, éloignent d'elles-mêmes et sans qu'il soit nécessaire de le faire comprendre au malade, toute idée de mariage.

J'ai dit ailleurs et je répète ici que la difficulté de guérir la goutte militaire tient bien moins à l'impuissance de l'art qu'à l'indocilité des malades, au défaut de suite et de persévérance dans le traitement. Si le suintement muqueux, qui n'est que le résultat d'une exagération fonctionnelle, d'une suractivité des glandes de l'urèthre ou de la prostate, offre souvent, précisément à cause de cette origine, une invincible ténacité — laquelle, d'ailleurs, lui est commune avec tous les autres flux muqueux de forme chronique, catarrhe utérin, de la vessie, des bronches, etc., — il est rare que la goutte militaire, sauf les cas où elle est le symptôme de lésions organiques graves, ne cède pas à un traitement bien dirigé et suffisamment prolongé. C'est une affaire de temps et de patience, vertu malheureusement peu familière aux jeunes gens, et pourtant si nécessaire pour assurer le succès dans toute entreprise longue et difficile.

« Poussé par une curiosité vaine, fatigué des exigences que lui imposent une thérapeutique et une hygiène sévères, le malade, dès qu'il cesse de voir son suintement ou sa goutte, suspend aussitôt son traitement, épiant sa guérison, cherchant à la surprendre, afin de s'affranchir de toute médication. Mais bientôt le mal, qui n'était que momentanément enrayé, reprend son cours, regagne le terrain perdu, et l'écoulement reparaît. Le malade reprend alors son traitement; puis, un peu plus tard, il s'arrête encore, et le mal fait de nouveaux progrès. C'est toujours à recommencer, jusqu'au jour où, modérant son impatience, le malade s'astreint à continuer sans intermission, et pendant plusieurs mois, s'il le faut, un traitement qu'il n'aurait jamais dû interrompre[1]. »

Cependant, il peut arriver que, des motifs impérieux ne permettant pas au malade de reculer son

[1] Ed. Langlebert, *loc. cit.*, p. 105.

mariage jusqu'à l'époque probable de sa guérison, celui-ci se trouve dans l'alternative ou de rompre ou d'épouser quand même. Le médecin, sans entrer dans l'examen et l'appréciation de ces motifs, n'aura plus alors, tout en laissant son client libre d'agir selon sa volonté, qu'à lui indiquer quelques précautions à prendre pour le cas où le mariage aurait lieu. Il devra lui conseiller non-seulement d'apporter la plus grande modération dans ses rapports avec sa femme, mais encore de poursuivre, même sous la lune de miel, le traitement commencé. La contagion, qui est ici le danger principal, peut d'ailleurs être facilement évitée. Il suffit, pour cela, d'uriner immédiatement avant. Si l'on considère, en effet, qu'une goutte muco-purulente met toute une nuit à se former, comment supposer qu'elle puisse se reproduire dans le court espace de temps que prend l'acte sexuel, alors que la miction en aura préalablement débarrassé l'urèthre? Cela n'est pas possible et, par conséquent, cette simple précaution sera suffisante pour éloigner tout risque de contagion.

Le médecin pourra donc, dans certains cas où des motifs pressants rendraient tout ajournement impossible, ne pas s'opposer au mariage d'un individu affecté d'une goutte militaire, à la condition, bien entendu, que son client s'engage à suivre rigoureusement ses conseils, et que la goutte en question ne s'accompagne d'aucune lésion de l'urèthre ou de la prostate qui pourrait la faire supposer incurable.

III

Épididymite blennorrhagique. — Stérilité pouvant résulter de l'engorgement bilatéral des épididymes. — Observations cliniques. — Devoir du médecin consulté par des individus affectés de ces engorgements, avant ou après le mariage.

Parmi les diverses complications de la blennorrhagie uréthrale, aiguë ou chronique, il en est une, l'*épididymite*, dont nous devons nous occuper ici, en raison de l'intérêt spécial qu'elle peut offrir au point de vue du mariage.

Cette maladie, comme on le sait, laisse presque toujours après elle des indurations plus ou moins volumineuses et persistantes de l'épididyme, lesquelles ont pour effet, ainsi que l'a parfaitement établi M. Gosselin, d'oblitérer plus ou moins complétement les conduits spermatiques, et de s'opposer ainsi à l'arrivée des spermatozoïdes dans leur réservoir naturel, les vésicules séminales. Or, si l'oblitération est complète et si elle est, en même temps, bilatérale, la partie vivante du sperme, que crée le testicule, ne pouvant plus se mêler au liquide gluant et visqueux que sécrètent les vésicules séminales, il en résulte que cette oblitération entraîne forcément la stérilité. Une induration de l'épididyme d'un seul côté pourrait avoir les mêmes conséquences pour la fonction génésique, si l'autre testicule était resté dans le ventre ou dans le canal inguinal, cas dans lequel cet organe ne fournit pas ordinairement de spermatozoïdes.

Chose remarquable, l'individu ainsi frappé de stérilité ne cesse pas, pour cela, d'être puissant : Il a les mêmes désirs et le même pouvoir d'y satisfaire. Son sperme n'offre aucun changement apparent dans sa consistance, sa couleur et son odeur; le microscope seul y montre l'absence des spermatozoïdes. Cette particularité tient, sans doute, à ce que le testicule, privé de ses voies de communication avec les réservoirs spermatiques, n'en continue pas moins à fonctionner comme de coutume. Or, cette persistance de la fonction maintenant l'influx nerveux, dont la glande séminale est le point de départ et qui, par action réflexe, tient sous sa dépendance le jeu régulier de l'organe copulateur, on comprend comment peut s'établir et persister cette alliance, en apparence contradictoire, entre l'infécondité et la puissance virile.

Ces oblitérations de l'épididyme, avec leurs conséquences possibles, avaient déjà été signalées par Hunter : « Il se passe beaucoup de temps, dit-il, quelquefois des années, avant que l'épididyme soit revenu à son état naturel. Quelquefois il ne recouvre jamais son volume et sa souplesse ordinaires, mais cela importe peu, car la persistance de la simple induration n'entraîne habituellement aucun inconvénient, bien qu'il puisse arriver parfois que *des testicules dans cet état deviennent complètement inutiles.*[1] »

Babington et Curling se sont également occupés de ces oblitérations, mais aucun auteur n'a fait sur ce sujet des recherches aussi nombreuses et aussi décisives que M. Gosselin, à qui revient l'honneur d'avoir définitivement fixé la science sur ce point important de physiologie pathologique.

C'est au moyen d'injections fines et par l'examen microscopique de testicules atteints d'orchite blennorrhagique que M. Gosselin est arrivé à reconnaî-

[1] *Traité de la maladie vénérienne,* p. 272.

tre que certaines de ces oblitérations sont complètes : l'injection à l'essence de térébenthine colorée, plus pénétrante que le mercure, ne franchit pas la queue de l'épididyme ; le canal épididymaire est dilaté et contient des spermatozoïdes, mais ces animalcules manquent dans le canal déférent et dans la vésicule séminale correspondante.

D'autres oblitérations sont incomplètes : le canal de l'épididyme est dilaté, tortueux ; il contient des spermatozoïdes, mais ceux-ci manquent dans le canal déférent et dans la vésicule. Cependant, on ne constate à la queue de l'épididyme qu'un simple rétrécissement, qui arrête un moment l'injection, mais qui finit par devenir perméable au bout d'un certain temps. Ce rétrécissement suffit néanmoins pour empêcher le passage des spermatozoïdes dans le reste des voies spermatiques.

A ces recherches anatomiques, l'auteur a ajouté plus tard (*Archives générales de médecine*, V^{e} série, t. II) des observations cliniques qui complètent les premières et leur donnent une grande importance pratique.

M. Gosselin a examiné avec soin le sperme de vingt individus qui avaient eu une double épididymite blennorrhagique. Sur quinze d'entre eux, chez lesquels la maladie était de date récente, il existait une induration à la queue de l'épididyme, au moment où on les considérait comme guéris. Chez tous, les fonctions génitales semblaient complétement rétablies et le sperme normal; mais ce dernier, examiné à diverses reprises et à des intervalles de plusieurs semaines, ne contenait pas de spermatozoïdes. M. Gosselin a perdu de vue ces quinze malades, à l'exception de deux; et chez ces derniers, le retour des spermatozoïdes dans le sperme s'effectua au bout de plusieurs mois et coïncida avec la disparition complète de l'induration d'un des épididymes. Dans les deux derniers cas, la double épididymite avait eu lieu plusieurs années auparavant. Chez un homme de 45 ans, dont la maladie remontait à vingt années, et qui n'avait plus d'induration à gauche, on trouva des spermatozoïdes dans le liquide séminal. Chez un autre, dont la maladie avait eu lieu cinq ans auparavant, et avait laissé une induration considérable à la partie inférieure de chaque épididyme, on ne trouva pas de spermatozoïdes. Dans les trois autres cas, la maladie s'était manifestée dix, six et quatre ans auparavant : l'induration persistait des deux côtés; les marques extérieures de la virilité étaient tout à fait satisfaisantes, et le sperme présentait son aspect accoutumé. Or, tous ces individus étaient mariés, et aucun d'eux n'avait eu d'enfant; le sperme, examiné attentivement, fut trouvé sans spermatozoïdes. Un de ces malades avait eu des enfants d'une première femme avant d'avoir été atteint de son épididymite.

Dans une note ajoutée au *Traité des maladies du testicule*, de Curling (p. 258), M. Gosselin a mentionné cinq autres faits. Chez deux malades, les spermatozoïdes, après avoir manqué pendant plusieurs mois, ont reparu ; chez un troisième, on ne put examiner le sperme que deux fois dans l'espace de trois mois : on ne trouva pas de spermatozoïdes, et le malade fut perdu de vue. Les deux derniers, ayant eu une épididymite bilatérale dans leur jeunesse et ayant conservé une induration de chaque côté, étaient venus consulter M. Gosselin après plusieurs années de mariage, pendant lesquelles ils n'avaient pas eu d'enfant. Chez l'un et l'autre, les facultés viriles ne paraissaient pas amoindries, mais le sperme était absolument dépourvu de spermatozoïdes.

Ces faits intéressants ont été depuis confirmés par divers observateurs, entre autres par M. Rollet.

« Quant à moi, dit notre savant confrère lyonnais,

il m'est souvent arrivé, à l'Antiquaille, d'examiner le sperme d'individus affectés d'épididymite double, soit que la maladie fût en voie de résolution, soit qu'il ne restât plus que les deux noyaux de la queue de l'épididyme; je puis même dire que je n'ai jamais manqué une seule occasion de faire moi-même cet examen ou de le faire faire aux internes du service. Tous les malades n'y ont pas mis la même bonne volonté, et plusieurs s'y sont refusés; je n'ai pas conservé des notes détaillées sur chaque cas, mais les résultats auxquels je suis arrivé sont en si parfait accord avec ceux qu'a publiés M. Gosselin, que je regarde les faits précédents comme étant de la plus rigoureuse exactitude[1]. »

De mon côté, j'ai rarement manqué l'occasion d'examiner au microscope le sperme des individus qui sont venus me consulter pour des épididymites bilatérales. Or, mes observations m'ont conduit aux mêmes résultats. Chez presque tous ceux de mes malades qui ont bien voulu se prêter à cet examen, j'ai constaté tantôt l'absence complète, tantôt la rareté relative des spermatozoïdes; chez quelques-uns, dont j'ai pu examiner le

[1] Rollet, *Traité des maladies vénériennes*, p. 377.

sperme à diverses reprises, j'ai vu, comme M. Gosselin, le retour de ces animalcules coïncider avec la disparition de l'induration de l'un ou des deux épididymes.

Je me rappelle, entre autres, un homme de quarante ans qui vint, en 1869, réclamer mes soins pour un cas de ce genre. Il était veuf depuis quelques années, et il avait un fils de douze ans. Une blennorrhagie, qu'il avait contractée cinq ou six mois auparavant, avait été suivie d'une orchite double qui avait laissé dans la queue de chaque épididyme une induration volumineuse et indolente. Les fonctions génitales, au dire du malade, pouvaient s'accomplir régulièrement. L'ayant prié de m'apporter quelques gouttes de son sperme, ce qu'il fit dès le lendemain, je constatai d'abord que ce liquide avait conservé son apparence normale ; mais ce fut en vain que je cherchai à y découvrir la présence des spermatozoïdes ; ils avaient totalement disparu.

Je soumis mon malade à un traitement fort simple qui presque toujours m'a réussi en pareil cas. Ce traitement consiste dans l'usage interne et longtemps soutenu de l'iodure de potassium, à la dose moyenne de un gramme par jour, et dans l'application autour du scrotum d'une couche épaisse d'ouate fine, retenue dans un suspensoir doublé intérieurement de taffetas ciré, lequel a pour but, en empêchant la sueur de s'évaporer, de maintenir les testicules dans une sorte de bain de vapeur permanent.

Les trois premiers mois se passèrent sans résultat appréciable ; mais mon malade ayant été prévenu de la longue durée du traitement, ne perdit pas patience, et fit bien, comme on va le voir. Vers le milieu du quatrième mois, les indurations commencèrent, en effet, à se ramollir ; puis nous eûmes la satisfaction de les voir diminuer progressivement de volume, et d'une manière beaucoup plus prompte que je ne m'y attendais ; si bien qu'à la fin du sixième mois, les deux épididymes, sans avoir repris tout à fait leur volume normal, ce qui n'arrive que rarement, ne présentaient qu'une hypertrophie légère, à peine appréciable au toucher. Le sperme s'était repeuplé de ses animalcules, ce qui, toutefois, ne parut faire qu'un médiocre plaisir à mon client ; car il m'avoua franchement que, n'ayant pas l'intention de se remarier, il eût préféré conserver une neutralité qui lui aurait permis de mener plus à l'aise sa seconde vie de garçon...

Ce que nous venons de dire de l'oblitération des épididymes doit s'appliquer également au canal déférent. On comprend, en effet, que l'engorgement de ce conduit, complication si fréquente de l'orchite blennorrhagique, puisse, comme pour l'épididyme, en amener l'occlusion, et produire le même désordre dans la fonction spermatique. Deux autopsies, faites par Godard, lui ont permis de constater l'absence de spermatozoïdes du côté malade, dans le canal déférent et dans la vésicule séminale, tandis qu'il y en avait une notable quantité du côté sain. Mais l'observation clinique faisant ici défaut, nous n'insisterons pas davantage sur ce sujet, que nous nous bornons à signaler en passant à l'attention des praticiens.

Beaucoup de gens du monde savent maintenant, aussi bien que nous, les conséquences que peut avoir, pour les fonctions génésiques, l'induration des épididymes. Aussi les médecins sont-ils souvent consultés par des individus qui, ayant conservé des indurations de ce genre, viennent demander avis sur leur aptitude au mariage. Quelquefois ce sont des gens mariés qui, n'ayant pas d'enfants, nous prient d'examiner leurs testicules, et de voir si les nodosités qui y sont restées ne seraient pas la cause de leur stérilité.

Dans le premier cas, il faut d'abord s'assurer si la blennorhagie qui a été le point de départ de ces indurations est complétement guérie, et si les tumeurs en question sont exemptes de toute complication tuberculeuse ou cancéreuse [1]. S'il résulte de ce premier examen que l'engorgement des épididymes n'est que la conséquence d'une simple inflammation blennorrhagique, je pense qu'il n'y a pas lieu d'interdire le mariage, alors même que le microscope révélerait, dans le fluide séminal, l'absence complète de spermatozoïdes. Pour mon compte, je ne saurais voir là un motif suffisant pour condamner le malade au célibat; sauf néan-

[1] « La blennorrhagie n'est pas la seule cause capable d'amener l'inflammation des épididymes et, par suite, la stérilité. Le traumatisme conduit au même résultat. Hippocrate a noté que les Scythes étaient pour la plupart stériles, et il attribuait leur infirmité à l'habitude qu'ils avaient de monter à cheval. Depuis le père de la médecine, la même observation a été faite bien souvent, et l'on rencontre tous les jours des hommes, cavaliers par état, qui, avec les apparences de la plus énergique virilité, sont inhabiles à la fécondation, surtout s'ils n'ont pas l'habitude de soutenir le scrotum dans un suspensoir. J'ai eu l'occasion d'examiner quelques individus de cette profession, et j'ai constaté sur plusieurs d'entre eux l'induration caractéristique décrite par M. Gosselin. Les chirurgiens des régiments de cavalerie pourraient, sous ce rapport, donner à la science des renseignements certains; c'est un intéres-

moins le cas où cet engorgement, par son volume trop considérable, constituerait une véritable infirmité, ou pourrait faire craindre une prédisposition permanente au retour de l'inflammation.

Remarquons, en effet, qu'il s'agit ici d'une affection toute locale qui ne gêne en rien, du côté de l'homme, la fonction sexuelle, et qui ne peut avoir pour la femme aucun inconvénient sérieux, puisqu'elle ne menace sa santé ni dans le présent ni dans l'avenir. Mais, dira-t-on, n'est-ce donc rien pour elle que de se voir privée du bonheur d'être mère, et de manquer ainsi le but suprême du mariage? Cette objection serait, je l'avoue, d'un grand poids, si la stérilité résultant de l'indura-

sant sujet d'étude que je leur signale. En attendant des faits confirmatifs plus nombreux, je crois que l'observation d'Hippocrate est vraie, comme à peu près toutes les propositions de ce grand homme, et que l'explication anatomique du phénomène se trouve toute entière dans l'organisation et la transformation fibreuse de la lymphe plastique au niveau de la queue des épididymes, et due à l'inflammation que finissent par amener, dans ces organes, les frottements et les chocs du testicule contre le pommeau de la selle. » (Félix Rouband, *Traité de l'impuissance et de la stérilité*, 1re édit. 1855, p. 640.)

J'ai moi-même observé deux cas d'épididymite traumatique, avec induration persistante des épididymes. Le premier était dû à une forte pression des testicules contre une bande de billard ; le second au choc d'un gros câble sur lequel le malade était tombé.

tion des épididymes était toujours incurable. Mais nous avons vu qu'il n'en est heureusement rien; et que, sous l'influence d'un traitement convenable, quand les indurations ne sont pas par trop volumineuses, le retour plus ou moins prochain des spermatozoïdes dans leurs réservoirs naturels est, au contraire, à peu près certain.

« La durée de ces oblitérations, dit M. Gosselin, est variable. Je suis heureux d'avoir pu démontrer aussi clairement que possible qu'au bout de trois, quatre, cinq et même de huit mois, elles peuvent disparaître et laisser libre la circulation du sperme. Je n'ai pas de fait qui me prouve que l'oblitération puisse disparaître après un temps plus long, mais il n'y a pas de raison pour regarder la chose comme impossible ; je ne voudrais même pas assigner un terme au delà duquel on ne devrait plus compter sur la guérison[1]. »

Le médecin, ai-je dit, peut être quelquefois consulté par des individus qui, se disant mariés, viennent le prier d'examiner leur sperme et leurs testicules, pour savoir s'ils sont ou non capables d'avoir des enfants. Je ne saurais trop lui recom-

[1] *Archives générales de médecine*, septembre 1853.

mander, à cet égard, la plus grande circonspection, surtout s'il s'agit d'individus qu'il ne connaît pas. Qu'il ait toujours présent à l'esprit que son premier devoir, lorsqu'il est appelé à intervenir entre époux pour des questions de ce genre, est de sauvegarder avant tout l'honneur et la paix du ménage. Supposons qu'ayant examiné le sperme en question, il n'y trouve pas d'animalcules... Ira-t-il, sans précaution aucune, déclarer aussitôt à son client qu'il le croit infécond? Sans doute, il pourrait le faire s'il connaissait celui-ci de longue date et s'il était sûr que sa femme ne fût pas actuellement enceinte, d'autant plus qu'il pourrait en même temps réserver l'avenir, en donnant à son client l'espoir d'une guérison plus ou moins prochaine. Mais si ce client lui est inconnu et si, sachant sa femme enceinte, il n'est venu le trouver que pour éclaircir ou confirmer ses soupçons, quelles tristes conséquences pourrait avoir son imprudente franchise !... Je sais bien qu'il est toujours fâcheux d'être obligé de mentir ; mais si déjà pour le vulgaire « toute vérité n'est pas bonne à dire », il est des circonstances dans lesquelles le mensonge devient pour le médecin un devoir et une vertu. Ceci me remet en mémoire un fait que je puis, sans indiscrétion, relater ici, l'individu qui en est le sujet étant mort depuis longtemps.

Il y a une quinzaine d'années, je reçus un jour la visite d'un monsieur que je connaissais déjà pour l'avoir vu quelquefois dans le monde. A peine assis dans mon cabinet, il prit son portefeuille et en tira un petit carré de toile qu'il me présenta et au milieu duquel était une tache grisâtre, qui paraissait avoir été froissée entre les doigts. Un de ses amis de province le lui avait envoyé, me dit-il, avec prière de faire examiner cette tache par un médecin, et de lui en faire connaître la nature. J'aurais pu, à la rigueur, et sous un prétexte quelconque, me refuser à cet examen ; mais la parole émue et embarrassée de mon visiteur m'ayant fait aussitôt soupçonner que la susdite tache devait avoir quelque origine suspecte et que peut-être il y avait là-dessous quelque mystère conjugal, je me décidai immédiatement à en faire l'analyse.

Après avoir légèrement humecté la tache avec de l'eau distillée, et attendu qu'elle fût suffisamment gonflée, j'en râclai la surface avec un scalpel et je déposai la matière enlevée sur le porte-objet de mon microscope. Et alors, au milieu de divers débris, filaments, grains de poussière, globules graisseux, lamelles épithéliales, etc., j'aperçus distinctement plusieurs spermatozoïdes, les uns encore intacts, quelques autres déformés ou réduits à leur filament caudal. Il n'y avait pas à en douter, c'était bien du sperme que j'avais sous les yeux. J'attendis quelques instants, après quoi, ayant, par précaution, détourné la vis de mise au point, afin de rendre l'image confuse, je déclarai hardiment à mon visiteur que la tache en question était formée de mucus qui, selon toute apparence, provenait d'une femme ayant des pertes blanches. En même temps, et avec une assurance que je m'efforçai de rendre aussi naturelle que possible, je lui offris de regarder lui-même dans l'instrument, ce qu'il refusa. Mais je vis bien, à l'air de soulagement et de satisfaction avec lequel il reçut mes paroles, que mes soupçons n'étaient que trop fondés, et qu'en agissant ainsi, j'avais allégé son cœur d'un grand poids et prévenu peut-être un irréparable malheur. Mais revenons à notre sujet.

IV

Impuissance par cause morale considérée au point de vue du mariage. — Observations cliniques. — Son meilleur remède.

Nous avons dit plus haut que certains individus affectés d'écoulements muqueux ou prostatiques tombent dans un état de mélancolie hypochondriaque, qui parfois même survit à la cause qui l'avait produite. Quelques-uns, se méprenant sur la nature de leur maladie et se croyant atteints de pertes séminales, erreur d'autant plus facile que le liquide prostatique présente avec le sperme une certaine ressemblance, s'imaginent que la source de la virilité va se tarir en eux. Obsédés par cette crainte, ils deviennent moroses, taciturnes, et leur timidité auprès des femmes, leur manque de confiance dans leurs propres forces, si, par hasard, quelque aventure galante se présente en leur chemin, suffisent pour les amener subitement à cet état d'impuissance qu'ils redoutent.

Cette anaphrodisie par cause morale ne menace

pas seulement les malades atteints d'écoulements prostatiques ; elle peut se produire également chez des individus jouissant de toute la plénitude de leur santé. Car, ainsi que le dit justement M. F. Roubaud, « l'homme dont les désirs ont une fois trouvé, pour une cause quelconque, des organes rebelles, lâche généralement la bride à son imagination, qui, se faisant un tableau avec les couleurs les plus sombres, frappe le malheureux d'impuissance, selon l'expression de Virey, par la crainte d'être impuissant. »

J'ai vu un grand nombre d'exemples d'anaphrodisie par cause morale. Le plus frappant de tous m'a été offert par un jeune homme qui vint me consulter au commencement de l'année 1870.

Ce jeune homme, grand et beau garçon de 26 ans, doué de toutes les apparences de la force et de la virilité, avait, après une cour assidue de plusieurs mois, obtenu d'une femme du monde, me dit-il, la promesse d'un rendez-vous à huis clos. Mais, le moment venu, l'idée qu'il allait enfin posséder cette femme si longtemps désirée le remplit d'un trouble et d'une émotion tels, qu'il fut pris immédiatement d'une syncope locale, dont rien ne put le tirer à temps... si bien que la dame en fut pour ses frais, et dut s'en aller comme elle était venue, laissant le malheureux en proie à la honte et au plus poignant désespoir.

Ce fut en vain que, les jours suivants, il essaya de se consoler dans des rencontres moins émouvantes, où il espérait retrouver son calme et sa virilité d'autrefois. Chaque tentative de ce genre devenait pour lui la cause d'une nouvelle déception et d'un surcroît de chagrin. Lorsqu'il était seul et qu'il s'abandonnait à des idées lascives, ses organes ne paraissaient avoir rien perdu de leur activité ; mais, dès qu'il se trouvait en présence d'une femme, fût-ce même d'une de ces créatures vénales auprès desquelles il est si facile de se mettre à l'aise, le souvenir de sa mésaventure lui revenait fatalement à l'esprit, et aussitôt s'éteignait en lui tout désir ou, du moins, toute puissance d'y satisfaire.

Au bout de six mois, et malgré tout ce que j'avais pu faire pour chasser de son esprit cette énervante obsession, mon pauvre client donnait des signes d'aliénation mentale. Il avait pris en horreur toutes les femmes et ne parlait de rien moins que de se suicider. Heureusement pour lui, la guerre venait d'éclater ; il partit dans un bataillon de mobiles, où il se sera montré, j'aime à le croire, aussi ferme et courageux devant l'ennemi qu'il était faible et timide devant le beau sexe. Je ne l'ai plus revu.

Je citerai encore le fait suivant, que j'ai observé il y a quelques années, et qui s'applique plus directement à mon sujet.

Un dimanche matin, un monsieur se présente chez moi et demande à me parler avec une telle insistance, que mon domestique, violant pour lui sa consigne, le reçoit et l'installe dans mon cabinet. Un instant après, je me trouvais en présence d'un homme d'une trentaine d'années, d'une tournure distinguée, et paraissant fort ému.

— Docteur, me dit-il, voici ce qui m'amène chez vous, et me servira d'excuse pour être venu vous déranger à cette heure matinale. Je me suis marié hier ; j'ai eu soin de ne pas me fatiguer à ma noce, où j'ai observé la plus grande sobriété, tenant à éviter tout ce qui aurait pu me gêner dans l'accomplissement d'un devoir pour lequel j'avais voulu me réserver tout entier. — Et cependant, la nuit venue..... impossible !..... Et jusqu'au lever du jour, où je pus enfin quitter cet enfer, moi qui avais rêvé un paradis (textuel), je dus me résigner à ne donner à ma jeune femme, que j'aime tant, d'autre témoignage que celui d'un tendre respect! J'ai trente ans, ma santé est excellente, et jamais pareille chose ne m'était arrivée. Que faire, docteur, que faire? Comment sortir de cette situation qui ne pourrait, en se prolongeant, que me couvrir de honte et de ridicule?

— Monsieur, lui dis-je, il faut rentrer chez vous et vous dire indisposé.

— Oh! docteur, la chose est faite... Vous devez comprendre que, malgré la certitude morale que j'avais, — la seule, hélas! que je possède encore, — de l'inexpérience de ma femme, j'ai dû invoquer un prétexte.....

— Eh bien! vous continuerez à être indisposé, et, pour mieux soutenir votre rôle, vous prendrez la potion que je vais vous prescrire, potion qui d'ailleurs possède une certaine vertu aphrodisiaque. (C'était un mélange insignifiant d'eau distillée et d'une teinture aromatique.) Mais, ajoutai-je d'un ton convaincu, il importe, pour en assurer la réussite complète, que vous vous couchiez ce soir avec votre femme en prenant la ferme résolution de résister à vos désirs, au moins jusqu'à la nuit suivante.

— Je vous le promets, docteur, mais je crains fort, hélas! que mon obéissance à cette dernière recommandation ne me coûte pas une grosse dépense de volonté.

Le lendemain, mon client revenait tout rayonnant de joie. Il m'apprenait que ma potion avait si bien réussi du premier coup, qu'il lui avait été impossible de tenir sa promesse... C'était bien là le résultat que j'attendais. En lui recommandant d'entrer dans le lit de sa femme avec la ferme volonté de résister à ses désirs, j'avais délivré son esprit de la crainte d'un nouvel insuccès, laquelle crainte n'eût pas manqué de reproduire chez lui l'état d'impuissance dans lequel l'avait jeté, la veille, une trop vive émotion.

L'impuissance par sympathie morale s'observe plus particulièrement chez les jeunes gens, ce qui prouve qu'elle se guérit avec le temps, à mesure que l'expérience de la vie vient émousser et amoindrir, chez l'homme, cette timidité juvénile unie à l'ardeur des désirs, qui en est la cause principale. « J'en sçay, dit Montaigne, qui, par l'aage, se treuvent moins impuissants de ce qu'ils sont moins puissants. » De nombreux moyens, tant physiques que moraux, ont été proposés pour en conjurer les effets. Mais son meilleur et plus sûr remède est le mariage. Loin donc d'en détourner ceux qui sont atteints de ce genre d'impuissance, il faut, au contraire, les engager à renoncer aux aventures de la vie de garçon, qui ne pourraient être pour eux qu'une source perpétuelle de déceptions et d'ennuis. Je n'ai pas besoin d'ajouter que ce conseil ne devra être donné qu'après avoir acquis la preuve que l'impuissance en question dépend bien évidemment d'une cause morale; ce dont il sera toujours facile de s'assurer par l'examen des organes et par un interrogatoire d'où résultera la certitude que les défaillances dont se plaint le malade n'ont lieu que dans certaines circonstances particulières, en dehors desquels il retrouve tous les attributs de la virilité.

Je ne m'étendrai pas davantage sur ce sujet, dont je me suis déjà longuement occupé dans mon *Traité des maladies vénériennes* (p. 46 et suiv). J'y renvoie mes lecteurs, en leur signalant aussi l'admirable chapitre que lui a consacré J. Hunter, les pages si bien écrites par M. F. Roubaud, dans son beau livre sur l'impuissance, et, enfin, le chapitre xx « de la force de l'imagination, » du livre I des *Essais*, de Montaigne, d'où j'extrais le passage suivant, plein de finesse gauloise et de sens pratique, dans lequel notre grand moraliste a si bien résumé toute la thérapeutique de l'impuissance imaginaire à l'usage des gens mariés :

« Les mariez, le temps estant tout leur, ne doibvent ny presser ny taster leur entreprinse, s'ils ne sont prests : et vault mieulx faillir indecemment à estrener la couche nuptiale, pleine d'agitation et de fiebvre, attendant une et une aultre commodité plus privée et moins alarmée, que de tumber en une perpetuelle misere, pour s'estre estonné et desesperé du premier refus. Avant la possession prinse, le patient se doibt, à saillies et divers temps, legierement essayer et offrir, sans se picquer et opiniastrer à se convaincre definitivement soy mesme.[1] »

[1] Il est permis de croire, à en juger par le luxe de détails et de recherches historiques dont Montaigne a enrichi sa description de l'impuissance par cause morale, que ce sujet a dû avoir pour lui un intérêt tout personnel; ce qui n'aurait rien d'étonnant si l'on considère que ce genre d'anaphrodisie atteint surtout les hommes les plus richement doués sous le rapport de la sensibilité et de l'imagination. D'ailleurs la déclaration suivante par laquelle il commence précisément son fameux chapitre est presque un aveu : « Je suis de ceulx, dit-il, qui sentent très grand effort de l'imagination : chascun en est heurté, mais aulcuns en sont renversez. Son impression me perce; et mon art est de lui eschapper, par faulte de force a lui résister. »

V

La balano-posthite blennorrhagique dans ses rapports avec le mariage. — Chancre phagédénique épithélial pouvant la simuler et donner lieu à une grave erreur de diagnostic.

Je n'aurais rien à dire de l'inflammation blennorrhagique de la muqueuse glando-préputiale (balano-posthite), considérée dans ses rapports avec le mariage, si le diagnostic de cette maladie ne pouvait, dans quelques cas, donner prise à une erreur d'une gravité extrême, eu égard au point de vue spécial qui nous occupe. La balano-posthite est, en effet, de toutes les maladies vénériennes, la plus légère et la plus facile à guérir. Quelques soins de propreté, un linge sec ou imbibé d'une solution étendue d'azotate d'argent et placé de manière à isoler les surfaces, suffisent généralement pour en triompher en peu de jours. Mais il faut prendre garde de confondre avec elle une variété, ou plutôt une forme particulière du chancre infectant, que j'ai, un des premiers, décrite et signalée sous le nom de *chancre phagédénique épithélial*.

« Il arrive parfois, ai-je dit dans mon *Traité des maladies vénériennes*, que le chancre infectant, au lieu de se limiter à une petite surface, s'étend outre mesure, mais en restant tout à fait superficiel. On voit alors l'érosion qui le constitue envahir au loin la muqueuse environnante et prendre une forme irrégulière, bien différente de la forme classique du chancre. Cette érosion qui, chez l'homme, peut occuper une grande partie de la surface du gland ou de la muqueuse du prépuce, est ordinairement d'un rouge vif, et ne paraît intéresser que l'épithélium. Froissée entre les doigts, elle donne la sensation d'une lame résistante, mince et parcheminée. Quand cette variété du chancre infectant, que l'on pourrait appeler chancre *phagédénique épithélial*, a pour siége le gland ou la surface interne du prépuce, elle simule assez bien la balano-posthite blennorrhagique, et pourrait donner facilement prise à une erreur contre laquelle on ne saurait trop se mettre en garde. C'est précisément cette similitude qui a fait croire à certains auteurs que la balano-posthite était de nature syphilitique, ayant pris pour cette affection de véritables chancres compliqués de ce genre peu connu de phagédénisme. » (*Loc. cit.*, p. 318.)

Cette erreur, je l'ai commise une fois, au début de ma pratique, et dans les circonstances suivantes :

Un jeune homme, étudiant en droit, était venu me consulter pour quelques érosions superficielles, assez larges et irrégulières, occupant la surface du gland et la muqueuse du prépuce. Cet accident le contrariait vivement; car l'époque des vacances était arrivée, et il devait rentrer dans sa famille. Ne connaissant alors que le chancre classique, de forme arrondie et nettement limitée, à bords plus ou moins élevés, à surface grisâtre, etc., j'étais loin de penser que je pusse avoir sous les yeux une lésion de nature syphilitique. Je crus donc, après un très-court examen, pouvoir rassurer pleinement mon malade, lui affirmant qu'il n'avait qu'une simple balano-posthite, laquelle disparaîtrait en quelques jours, et le laisserait libre, par conséquent, de profiter de ses vacances. Il partit le lendemain, et je ne le revis qu'au mois de novembre suivant.

Mais quelle ne fut pas ma surprise, quand il m'apprit que sa prétendue balanite, qui d'ailleurs s'était effacée peu de jours après son arrivée dans sa famille, avait été suivie, au bout de cinq à six semaines, d'une roséole dont il portait encore les traces! Je savais bien que quelques auteurs, Vidal, Castelnau, Cazenave, etc., partisans de l'identité de la blennorrhagie et de la syphilis, avaient déjà signalé une balano-posthite infectante; mais comme ils ne lui avaient attribué aucun signe particulier qui permît de la distinguer de la balano-posthite blennorrhagique, je n'y avais pas cru jusqu'alors, ou du moins j'étais resté, à cet égard, dans un doute qui touchait de bien près à l'incrédulité.

Il fallut bien cependant me rendre à l'évidence, et accepter, cette fois, une leçon qui, heureusement, ne fut pas perdue pour la science, puisqu'elle me permit de jeter plus tard quelque lumière sur une cause d'erreur qui, depuis longtemps, maintenait la division dans le camp, si turbulent alors, des médecins syphiliographes.

Le fait que je viens de rapporter ne pouvait, dans l'espèce, avoir de suite fâcheuse que pour mon malade. Mais supposons qu'au lieu d'un départ en vacances, il eût été question pour lui d'un mariage prochain... Voyez-vous la roséole s'épanouissant, en pleine lune de miel, sur la poitrine de mon infortuné client, et, plus tard, sur le front de la jeune épouse, la couronne de Vénus venant étaler ses sombres couleurs, aux premiers tressaillements de la maternité!

Remarquons que, sous l'influence du traitement précédemment indiqué, les érosions du chancre épithélial se cicatrisent presque aussi facilement que celles de la balano-posthite blennorrhagique, circonstance qui tend à favoriser encore l'erreur de diagnostic que je signale ici. Je traite en ce moment (août 1872), dans mon dispensaire, un jeune homme atteint de syphilis constitutionnelle. Quand il vint nous trouver pour la première fois, il avait un chancre épithélial qui, pansé d'abord avec une pommade mercurielle, durait depuis plus d'un mois, et qui céda, en moins d'une semaine, à l'application, entre le gland et le prépuce, d'un linge de toile imbibé d'une solution légère d'azotate d'argent.

Cependant il sera généralement facile, avec un peu d'habitude, d'éviter une pareille erreur. On reconnaîtra les érosions du chancre épithélial à leur couleur plus sombre et comme briquetée; à leur suppuration plus ténue et moins abondante; à leur consistance plus ferme quand on les froisse entre les doigts, et surtout à la présence dans les aines d'engorgements ganglionnaires multiples, durs et indolents, que l'on ne rencontre jamais avec la balano-posthite proprement dite, et qui sont, comme on le sait, un des signes les plus certains de l'intoxication syphilitique. L'absence de ces caractères indiquera que le malade n'est atteint que d'une balano-posthite blennorrhagique. Mais pour peu que cet examen laissât quelque doute dans l'esprit, il faudrait alors, comme lorsqu'il s'agit d'un chancre supposé simple, conseiller au malade d'ajourner son mariage à six mois, c'est-à-dire après le délai nécessaire pour être certain qu'il n'a pas subi l'infection constitutionnelle.

QUATRIÈME QUESTION

UN INDIVIDU EST OU A ÉTÉ ATTEINT D'UN CHANCRE BIEN ET DUMENT INFECTANT, LEQUEL SERA, EST OU A ÉTÉ SUIVI D'ACCIDENTS SECONDAIRES OU TERTIAIRES.

I

La syphilis dans ses rapports avec le mariage, d'après la doctrine de l'ancienne école dite du Midi. — Le médecin devenu, sans le savoir, le complice de la vérole. — Découverte de la loi de transmission des accidents secondaires. — Faut-il condamner au célibat perpétuel tout individu qui a eu la syphilis? — Nouveau calcul des probabilités.

Il fut un temps, qui n'est pas encore bien loin de nous, où cette grave question trouvait, dans les doctrines qui régnaient alors, une réponse facile. L'ancienne et célèbre école, dite du Midi, s'inspirant des idées de J. Hunter, avait, en effet, établi les deux principes suivants, qu'elle qualifiait de *lois*, et que son chef, M. Ricord, avec une verve et un talent que l'on n'a point oubliés, enseignait aux nombreux élèves qui, chaque année, venaient goûter la parole du maître sous les tilleuls des Capucins :

Le pus du chancre est fatalement inoculable et reproduit le chancre. Seul, entre tous les accidents de la vérole, le chancre est contagieux.

Le pus des accidents secondaires n'est jamais inoculable. Ces accidents ne sont pas contagieux.

Ces deux principes conduisaient naturellement à cette conséquence, qu'une fois le chancre guéri, tout danger de contagion avait disparu, et que l'on pouvait sans crainte permettre le mariage à l'individu qui en avait été atteint, fût-il alors en pleine vérole constitutionnelle !

Il y avait bien la question des enfants, mais comme on savait déjà que la transmission héréditaire de la syphilis par l'influence exclusive du père est, ainsi que nous le verrons plus loin, un fait au moins exceptionnel, auquel on était libre, d'ailleurs, de se soustraire par certaines précautions, on pouvait bien ne pas y regarder de si près, et laisser ainsi la roséole s'épanouir en toute liberté dans la couche nuptiale. Heureux encore quand de malheureuses femmes, vouées de la sorte à la vérole, ne payaient pas plus tard, par des soupçons injurieux pour leur honneur, le tort qu'elles avaient pu faire à la doctrine!

Et que l'on ne croie pas que nous fassions ici un tableau de fantaisie. Si quelques médecins de ce temps, malgré leur foi dans les susdits principes, apportaient dans leur application une certaine réserve, il y en eut d'autres qui, logiciens quand même, ne craignirent pas d'en faire leur règle de conduite. Plus d'une fois, j'ai pu voir les tristes effets de cette logique insensée, et je pourrais en citer de nombreuses victimes. Je me rappelle, entre autres, une malheureuse famille décimée par la vérole, et dans laquelle je fus un jour appelé en consultation. Quelques années auparavant, le mari, mis au courant, par son médecin, de la doctrine huntérienne, n'avait pas craint de signer son contrat au beau milieu d'une syphilis constitutionnelle, ayant encore la gorge couverte de plaques muqueuses. Trois mois plus tard, sa femme était enceinte, et déjà se montraient sur elle les premiers symptômes de la maladie. L'enfant, comme on pouvait s'y attendre, mourut peu de jours après sa naissance, empoisonné par la vérole, et quatre autres, à l'époque où j'étais appelé, avaient eu successivement le même sort !

De tels malheurs, hâtons-nous de le dire, ne sont plus à craindre aujourd'hui, ou, du moins, s'ils se produisaient encore, leurs auteurs ne pourraient que s'accuser eux-mêmes des suites de leur imprudence.

Pour l'honneur de la science, cette doctrine funeste, qui faisait du médecin le complice de la vérole, n'est plus aujourd'hui qu'un souvenir. Elle est tombée, grâce aux travaux et aux efforts persévérants des Gibert, des Wallace, des Rinecker, des Pellizari, Galligo, Auzias, J. Rollet et, pourquoi ne le dirions-nous pas? grâce surtout à la découverte de la loi de transmission de la syphilis constitutionnelle, découverte qui, en ralliant autour d'elle l'universalité des médecins, enlevait à l'erreur son dernier refuge et lui portait le dernier coup.

La syphilis constitutionnelle a constamment pour point de départ un chancre, et généralement un chancre induré, lors même qu'elle a été communiquée par le produit d'un accident secondaire.

Tels sont les termes dans lesquels je formulai pour la première fois cette loi devant la Société médicale du Panthéon, le 13 février 1856. — A cette époque, qui ouvrait une ère nouvelle à la syphiliologie, la doctrine dite du Midi commençait à chanceler. De toutes parts s'élevaient des doutes sur la valeur des principes qu'elle affirmait ; son chef lui-même songeait à la modifier... Et, en effet, trois ans plus tard, le 31 mai 1859, M. Ricord, avec une franchise et un désintéressement qui font le plus grand honneur à son caractère, se ralliait, en pleine Académie, au dogme désormais inattaquable de la contagiosité de la syphilis secondaire. Il est vrai que nous laissions intact le principe fondamental de sa doctrine, c'est-à-dire le début constant de la syphilis par le chancre, principe qui avait si puissamment aidé à faire sortir la science des maladies vénériennes du chaos où ses prédécesseurs l'avaient plongée[1].

La question posée en tête de ce chapitre se réduit donc maintenant à celle-ci : La syphilis constitutionnelle est-elle susceptible de se guérir ou, du moins, arrive-t-il un moment où l'individu qui

[1] Voyez, pour l'historique de cette découverte, mon *Traité des maladies vénériennes*, p. 444 et suiv.

en a été atteint puisse se croire suffisamment à l'abri de ses récidives pour se marier sans avoir la crainte de communiquer sa maladie à sa femme et, par suite, à ses enfants?

Mon opinion sur la curabilité de la syphilis est connue. Je l'ai résumée dans les deux aphorismes suivants, que je maintiens ici :

« Contrairement au préjugé vulgaire, la curabilité de la syphilis, loin d'être l'exception, constitue la règle. La preuve en est donnée par le nombre relativement petit des individus chez qui la maladie parvient à sa période tertiaire.

« Bien que la syphilis soit une maladie curable dans la plupart des cas, aucun signe particulier n'en révèle sûrement la guérison. L'art clinique ne fournit sur ce point que des probabilités[1]. »

Mais, dira-t-on, si vous n'avez que des probabilités, comment oserez-vous jamais permettre le mariage à un individu qui a eu la syphilis ? L'objection est grave, j'en conviens, et ce n'est pas pour la première fois qu'elle vient se poser devant nous. Voici la réponse que j'y ai faite dans mon *Traité des maladies vénériennes :*

[1] *Aphorismes sur les maladies vénériennes,* p. 115.

« J'ai dit et répété plusieurs fois, dans le cours de ce livre, que la curabilité de la vérole est pour moi un fait certain. J'ai soutenu et je maintiens que, dans le plus grand nombre des cas, la maladie syphilitique, convenablement traitée, s'épuise et disparaît pour toujours de l'organisme au bout d'un temps plus ou moins long. Malheureusement aucun signe, aucun indice ne révèle cette terminaison; et, bien que convaincus de sa réalité, nous ne pouvons, en présence d'un individu qui a eu la syphilis à une époque quelconque de sa vie, affirmer qu'il en est radicalement guéri.

« Est-ce là cependant une raison suffisante pour interdire à tout jamais le mariage? Je ne le pense pas; et sans oser dire, avec M. Diday, que « mettre un *veto* absolu sur l'union de tous ceux qui ont eu des accidents de ce genre serait, au sein des excès de la civilisation actuelle, travailler de bonne foi au très-prochain dépeuplement de la terre, » je crois qu'il y aurait pour la société plus d'inconvénients que d'avantages réels à maintenir rigoureusement cette interdiction.

« Toutefois, si l'incertitude à laquelle nous sommes forcément réduits, relativement à la guérison de la syphilis, n'est pas un motif suffisant pour condamner indistinctement au célibat tous ceux qui en ont été atteints, elle doit, au moins, imposer au médecin la plus grande prudence, et l'engager à ne donner son avis qu'après avoir longuement examiné et calculé les probabilités pour ou contre un retour possible de la maladie.[1] »

Reste donc à établir ici ce calcul des probabilités d'un nouveau genre, qui, sans nous conduire, comme en mathématiques, à des formules précises, nous fournira, du moins, quelques préceptes généraux, dont nous pourrons nous servir utilement pour résoudre le grave problème qui nous occupe. Déjà un de nos savants confrères, M. Diday, dans son bel ouvrage sur l'*histoire naturelle de la syphilis*, a réuni les principaux éléments de ce calcul, ce qui facilitera de beaucoup notre tâche, tout en nous permettant de fortifier notre manière de voir de l'autorité d'un nom justement célèbre en syphiliographie.

[1] *Loc. cit.*, p. 702.

II

Divers degrés de force de la syphilis : syphilis légères ou de moyenne force, syphilis graves. — Loi de concordance entre la gravité de l'accident initial et celle des accidents consécutifs. — Principale cause des différences que l'on observe dans l'intensité de la vérole.

La syphilis, comme toutes les autres maladies générales ou constitutionnelles, présente divers degrés d'intensité : elle peut être légère ou grave; ne faire, pour ainsi dire, qu'effleurer l'organisme ou l'altérer profondément. Or, quelle que soit la cause de ces différences, qu'elles dépendent de conditions individuelles, âge, sexe, tempérament, etc., ou, ce qui est plus probable, de la qualité du virus inoculé, il est généralement possible de les prévoir, en d'autres termes, de reconnaître, d'après la forme et l'aspect de l'accident primitif et des lésions secondaires qui lui succèdent immédiatement, quelles seront l'intensité et la durée probable de la maladie. C'est là, on le comprend, le point capital de l'étude de la syphilis considérée dans ses rapports avec le mariage, et sur lequel nous devons, en conséquence, particulièrement insister.

L'accident initial de la syphilis constitutionnelle, le chancre infectant, se présente généralement sous deux formes distinctes. Tantôt c'est une simple *érosion* papuleuse, superficielle, indolente, suppurant peu, à surface lisse, rouge ou grisâtre, plus ou moins large et mal définie, érosion quelquefois fortement indurée, mais le plus souvent parcheminée ou même, dans quelques cas rares, ne présentant aucune induration sensible au toucher. Tantôt, au contraire, c'est une *ulcération* plus ou moins profonde, à surface granuleuse et grisâtre, fournissant une abondante suppuration, et dont les bords, larges, épais et nettement circonscrits par une aréole d'un rouge sombre, sont soulevés, ainsi que la base, par une induration volumineuse.

La première de ces deux formes est l'*érosion chancreuse*, ainsi nommée par M. Bassereau, et que, le premier, j'ai signalée comme étant presque toujours le résultat de l'inoculation du virus affaibli des lésions secondaires, particulièrement de la plaque muqueuse[1]. La seconde caractérise le

[1] *Du chancre produit par la contagion des accidents secondaires de la syphilis*. Paris, 1860, page 66.

vrai chancre infectant, le chancre classique ou *huntérien*, lequel procède, en général, d'une lésion de même ordre, c'est-à-dire d'un accident primitif fournissant un virus plus jeune et, par conséquent, plus actif. Ajoutons, pour compléter ce parallèle, que la durée de l'incubation est toujours plus longue pour l'érosion chancreuse que pour le vrai chancre.

Or, il est aujourd'hui démontré, et tous les praticiens sont d'accord pour admettre que ces différences dans la forme de l'accident initial de la syphilis se maintiennent dans le développement ultérieur de la maladie ou, en d'autres termes, qu'il existe un rapport à peu près constant entre les caractères objectifs du chancre et le plus ou moins de gravité des accidents consécutifs. De là, comme je l'ai dit plus haut, la possibilité de prévoir, par la forme et l'aspect de l'ulcère primitif, l'intensité ou le degré de force de la syphilis qu'il inaugure. Ainsi, sauf d'assez rares exceptions, une lésion primitive peu accentuée (érosion chancreuse) annonce une syphilis légère, tandis qu'une lésion primitive fortement développée (vrai chancre ou chancre huntérien) doit faire craindre une syphilis grave.

C'est à M. Bassereau que revient l'honneur d'avoir découvert cette loi de concordance entre la gravité de l'accident initial et celle des accidents consécutifs, si précieuse pour le pronostic. Nous la trouvons formulée dans les termes suivants à la page 143 de son *Traité des affections de la peau symptomatiques de la syphilis.*

On peut considérer comme une loi, dit cet écrivain, la proposition suivante : *Après les chancres indurés bénins, surviennent les éruptions syphilitiques bénignes, et les affections des divers tissus, sans tendance à la suppuration. Après les chancres indurés phagédéniques, surviennent les syphilides pustuleuses graves, les affections ulcéreuses de la peau, les exostoses suppurées, les nécroses et les caries.*

C'est par une étude comparative, faite avec le plus grand soin et sur une large échelle, des diverses formes de chancres avec les éruptions qui les ont suivis, que M. Bassereau est parvenu à établir ce principe. Les chiffres suivants, extraits de son livre, montrent, en effet, de la manière la plus nette et la plus saisissante, la décroissance graduelle de l'érosion chancreuse par rapport au vrai chancre, à mesure que l'on passe des syphilides légères aux éruptions plus graves :

Syphilides érythémateuses (roséole), 170 cas;

Pour lésion primitive : érosions chancreuses, 146 ; vrai chancre, 24; — rapport, 100 à 16.

Syphilides papuleuses, 23 cas;

Pour lésion primitive : érosions chancreuses, 15; vrai chancre, 8 ; — rapport, 100 à 53.

Syphilides pustuleuses, 68 cas;

Pour lésion primitive : érosions chancreuses, 3 ; vrai chancre, 65; — rapport, 100 à 21,66.

M. Diday, qui, de son côté, a traité cette question avec les plus grands développements, arrive à la même conclusion :

« Je conclus, dit-il, car il est temps d'utiliser cette longue discussion au profit de la détermination pronostique qui nous occupe; je conclus que, lorsque la lésion initiale d'un malade offre les caractères que j'ai décrits comme appartenant au *vrai chancre*, on peut s'attendre à une vérole forte, et l'on doit ou se tenir prêt à agir, ou agir dès lors en conséquence ; que, lorsqu'au contraire, la lésion initiale offre les caractères d'une *érosion chancriforme*, on peut (à moins de conditions de santé ou d'hygiène particulièrement mauvaises chez le sujet infecté) s'attendre à une vérole faible[1]. »

Lorsque je découvris la loi de transmission de la syphilis constitutionnelle, mon premier soin, après avoir reconnu que les lésions secondaires (plaques muqueuses, syphilides humides) *se transmettent sous la forme d'un chancre primitif et généralement induré*[2], fut de rechercher si ce chancre ne présentait pas quelques caractères qui permettraient d'en reconnaître la source, la cause originelle ou, en d'autres termes, s'il était possible, en présence d'un individu portant un chancre infectant, de déterminer *l'état syphilitique* de la personne qui l'aurait communiqué.

Je ne reproduirai point ici le détail des longues et minutieuses recherches que j'ai faites à ce sujet, et que j'ai exposées dans plusieurs de mes précédents écrits sur la syphilis[3]. Qu'il me suffise de dire que ces recherches m'ont permis d'établir en principe que *l'accident primitif produit par une lésion secondaire est, dans l'immense majorité des*

[1] *Loc. cit.*, p. 95.

[2] *Extrait des procès-verbaux imprimés de la Société médicale du Panthéon;* broch. in-8°. Paris, 1856, p. 8.

[3] *Traité des maladies vénériennes*, p. 444-480. — *Du chancre produit par la contagion des accidents secondaires.* — *Lettre à M. Diday* (*Gazette médicale de Lyon*, 1859)

cas, une érosion chancreuse. D'où il résulte que la syphilis ainsi transmise doit être en général moins grave que celle qui a pris naissance au contact d'un chancre primitif. C'est, en effet, ce qu'ont démontré l'expérimentation et l'observation cliniques. « Les éruptions constitutionnelles, dit M. Rollet, ont toujours été assez bénignes après les inoculations que nous connaissons (inoculations de lésions secondaires [1]). » Un de ses meilleurs élèves, M. le docteur Chabalier, a écrit : « La syphilis communiquée par un accident secondaire semble avoir perdu de son intensité. Les éruptions qui suivent l'accident primitif paraissent moins graves et plus courtes [2]. » On se rappelle qu'à la suite d'expériences faites à Saint-Louis pour prouver la contagiosité des accidents secondaires, Gibert a publié un travail spécial dans le but de faire connaître les avantages que ses inoculés ont tirés de l'inoculation pour la guérison des maladies cutanées dont ils étaient antérieurement affectés. Or, comme le fait justement remarquer M. Diday, quelle bénignité a dû avoir dans ces cas la maladie transmise, pour que, en France, un médecin d'hôpital ait pu ainsi se féliciter publiquement,

[1] *Gazette médicale de Lyon*, 1860.
[2] Thèse inaugurale, mars 1860, p. 111.

et féliciter ses malades, de leur avoir donné la vérole !

Ce fait de la bénignité relative de la syphilis transmise par des lésions secondaires pouvait être d'ailleurs logiquement prévu. Car il est facile de comprendre que le virus syphilitique, en vieillissant dans l'économie, doit progressivement s'épuiser dans les manifestations successives de ses effets morbides, et, par conséquent, perdre chaque jour de sa première activité. Probablement est-ce là la cause principale de l'affaiblissement graduel que la syphilis paraît avoir subi depuis l'époque de son invasion en Europe jusqu'à nous. Ce qui est certain, c'est que les cas de syphilis légère, qui sont aujourd'hui ceux que nous observons le plus communément, devaient être alors l'exception, à en juger par les descriptions que nous ont laissées les médecins contemporains de cette époque [1].

[1] Voici en quels termes J. Catanée, qui avait vu naître la vérole, la décrivait en 1505 : « Monstruosus morbus fœditate magna, innumeris pustulis, ulceribusque per totam faciem universumque corpus, magna etiam sævitia dolorum noctu præsertim humanum genus affligens, laceransque nodositatibus instar lapidum, pluresque debiles et mancos effecit, et taliter in humanum genus grassatus est ut *quodcumque genus mortis potius eligendum sit.* » — Jean de Vigo. (1514), Phrisius, Nicolas Massa et tous les auteurs de ce temps ne la décrivent pas autrement. « Lues venerea, dit Fernel

Quoi qu'il en soit, la cause essentielle, primordiale, des différences que l'on observe dans les manifestations de la syphilis, ce qui fait, en un mot, les syphilis légères et les véroles graves, c'est la *qualité*, ou, pour mieux dire, le degré de force du virus inoculé. Sans doute il faut tenir compte de l'influence du terrain, de l'âge, du sexe, de la constitution, etc.; mais cette influence, que l'on peut invoquer pour expliquer les exceptions, ne joue qu'un rôle secondaire. J'ai vu, et tous les observateurs ont pu voir comme nous, des syphilis légères et d'une bénignité exceptionnelle chez des individus lymphatiques, scrofuleux, profondément débilités. J'ai vu aussi, et plus souvent qu'on ne pourrait le supposer, des véroles graves chez des hommes forts, vigoureux, ayant toutes les apparences de la plus belle santé, et vivant dans les meilleures conditions d'hygiène et de bien-être. D'où je conclus que, pour juger du degré de force

(1552), est contagiosus affectus cum ulcere aut immani cruciatu variis locis emergens. Efficiens ejus causa venenata est atque perniciosa labes, etc. » A cette époque cependant, la maladie avait déjà diminué d'intensité. C'est du moins ce que nous apprend Ambroise Paré, contemporain de Fernel et, comme lui, médecin du roi de France Henri II. « La vérole du temps présent, dit-il, est beaucoup moins cruelle et plus aisée à guérir qu'elle n'était du temps passé de son premier commencement, car elle s'adoucit de jour en jour évidemment. »

ou de gravité que pourra offrir tel ou tel cas de syphilis à son début, c'est bien moins dans l'aspect du malade que dans la forme du chancre initial qu'il faudra chercher les éléments de ce pronostic.

III

Comment on peut reconnaître si telle syphilis sera légère ou grave d'après la forme des premiers accidents constitutionnels. — Symptômes prodromiques. — Syphilides cutanées et syphilides muqueuses considérées au point de vue du pronostic général de la maladie. — *Durée moyenne des syphilis communes.*

L'accident primitif n'est pas le seul qui nous permette de pronostiquer ainsi l'avenir d'une syphilis. Les accidents secondaires, roséole, papules, pustules, croûtes du cuir chevelu, alopécie, onyxis, etc., peuvent nous conduire au même résultat, surtout ceux de la première *poussée*, que l'on peut à bon droit considérer, selon l'expression de M. Diday, comme « la pierre de touche de l'intensité d'une syphilis. » Ne pouvant reprendre ici l'étude complète de chacun de ces accidents, nous nous bornerons à indiquer sommairement les signes pronostiques qui en dérivent.

Un mot d'abord sur le temps qui s'écoule entre le début du chancre et l'apparition des symptômes généraux (seconde incubation). Ce temps, d'après M. Diday, serait plus long pour les syphilis graves que pour les syphilis faibles. Sur dix cas de vérole forte, cet observateur a trouvé une moyenne de cinquante-trois jours; et pour dix cas de vérole faible, une moyenne de quarante-sept jours. A mon avis, ces chiffres sont trop rapprochés pour justifier la distinction que M. Diday a voulu en tirer. J'ajouterai que mes observations, pour lesquelles j'ai négligé, il est vrai, le contrôle de la statistique, ne me permettent pas de l'accepter : il m'a semblé, au contraire, que les syphilis graves ont, en général, un développement plus précoce que les syphilis faibles. Je pourrais citer bon nombre de cas où des éruptions confluentes, papuleuses ou papulo-squameuses, où des pustules d'ecthyma se sont montrées quatre ou cinq semaines après le début du chancre, alors que celui-ci était encore en pleine suppuration. D'ailleurs, si l'on considère les difficultés que l'on éprouve le plus souvent pour obtenir des malades les renseignements chronologiques nécessaires à la détermination qui nous occupe, on comprendra facilement que l'on ne puisse tirer de l'incubation de la syphilis secondaire aucune indication vraiment utile pour son pronostic.

Nous pouvons en dire autant des symptômes subjectifs qui se produisent dans cette période, et que l'on a désignés sous le nom de prodromes (faiblesse, lassitude musculaire, céphalée, douleurs rhumatoïdes, etc). Ces symptômes, qui toujours coïncident avec une diminution plus ou moins notable des globules sanguins (chloro-anémie syphilitique), peuvent se montrer dans toute leur intensité, comme avant-coureurs d'une syphilis légère, tandis qu'on les voit assez souvent faire défaut, ou, du moins, ne se présenter que sous une forme bénigne au début de syphilis graves.

Sur 199 malades observés par M. Bassereau, où la première syphilide fut un érythème (forme bénigne), 56, à peu près le quart, furent complétement exempts d'accidents prodromiques. Par opposition, sur 50 malades, chez qui la première poussée fut papuleuse (forme plus grave), 16, c'est-à-dire le tiers, en furent également indemnes. Il semblerait résulter de ce rapprochement que l'intensité de la vérole est en rapport inverse avec l'intensité des prodromes. Mais sans pousser aussi loin la logique des chiffres, nous pouvons au moins en conclure que la gravité des prodromes de la syphilis exprime bien moins le degré de force de l'intoxication virulente, que l'état nerveux, ou, pour mieux dire, l'impressionnabilité des individus qui l'ont subie. Ceci posé, occupons-nous maintenant des caractères de la première poussée, soit sur la peau, soit sur les muqueuses, caractères qui, seuls après le chancre, peuvent nous donner la mesure de l'intensité de la maladie.

Lorsqu'à la suite d'un chancre infectant *de forme quelconque*, la première poussée syphilitique ne se traduit que par quelques marbrures de roséole répandues seulement sur le ventre et sur la poitrine, il est permis de compter sur une syphilis bénigne. Presque toujours, dans ce cas, l'éruption disparaît en peu de temps et n'est suivie, pendant tout le cours de la maladie, que d'accidents fugaces et légers comme elle. Mais si la roséole envahit le dos, les membres et surtout le visage, le pronostic, sans devenir absolument grave, sera toutefois moins favorable.

La roséole, avons-nous dit, a le plus souvent pour point de départ une érosion chancreuse; mais elle peut aussi succéder, 16 fois sur 100 d'après M. Bassereau, au vrai chancre ou chancre huntérien. J'ai vu, en effet, des roséoles à peine marquées venir à la suite de chancres larges, profonds, suppurant beaucoup et fortement indurés. A quoi peuvent tenir ces exceptions? Dépendent-elles uniquement, comme on l'a prétendu, de l'influence du terrain, c'est-à-dire des conditions d'âge, de sexe ou de tempérament des individus infectés, conditions qui, en réagissant contre la force primitive du virus inoculé, en atténueraient les effets consécutifs? Théoriquement, cette explication est séduisante, j'en conviens; mais, sans nier la part que peuvent avoir les conditions idiosyncrasiques, je pense, ainsi que je l'ai dit plus haut, qu'on l'a beaucoup trop exagérée.

Pour moi, la cause principale de ces heureuses exceptions, où nous voyons une forme secondaire bénigne succéder à une forme primitive grave, est, avant tout, dans l'influence du traitement. Ma conviction à cet égard est entière, absolue. A ceux qui, séduits par la parole des rares partisans de l'expectation en syphilis, douteraient encore de cette influence, je répondrai en les invitant à suivre pendant quelques mois les visites de mon dispensaire et à comparer, comme j'ai pu le faire depuis vingt ans, les malades qui ont été traités par le mercure dès le début de leur chancre, quelle qu'en fut la forme, à ceux qui sont restés sans traitement jusqu'au jour où se sont manifestés leurs premiers accidents généraux. Là, dans ce livre, toujours ouvert pour qui veut y chercher la vérité, ils verront quels heureux effets peut avoir, sur la marche de la syphilis, un bon traitement commencé à temps. Et ils n'hésiteront pas à condamner, je ne dis pas seulement les médecins qui croient devoir abandonner entièrement à la nature le soin de guérir cette maladie, mais encore ceux qui, pour administrer le remède, attendent que leurs malades soient en pleine vérole constitutionnelle.

« En présence d'un chancre spécifiquement induré, attendre, pour prescrire les antisyphilitiques, que la maladie se soit manifestée sous ses formes secondaires, est une pratique mauvaise et irrationnelle. Pourquoi retarder la défense quand déjà l'ennemi est dans la place[1]? »

Mais revenons à notre sujet.

[1] *Aphorismes*, IXe sect., aphor. 45.

Il arrive parfois que la roséole, au lieu de se répandre en macules irrégulières et comme marbrées, prend la forme de taches plus ou moins larges, arrondies, disposées en cercles ou en anneaux (*érythème papuleux*, *roséole cerclée* ou *annulaire*). Cette éruption, surtout la dernière, celle en anneaux, est beaucoup plus tenace et plus sujette à récidiver que la roséole ordinaire ou marbrée. Ces récidives n'ont toutefois rien d'alarmant, lorsqu'elles ne dépassent pas les trois ou quatre premiers mois qui suivent la première poussée ; mais il n'en est plus de même quand l'éruption reparaît à une époque plus éloignée : on peut craindre alors une syphilis, sinon de forme grave, du moin de longue durée.

Il y a lieu de concevoir la même crainte quand, aux premières taches de la roséole, succèdent immédiatement des papules, c'est-à-dire une éruption de boutons saillants, ayant la forme et à peu près la dimension d'une lentille (*syphilide lenticulaire*), et dont la teinte, d'abord rosée, se fonce de plus en plus jusqu'au rouge sombre ou cuivré. Si cette éruption envahit le visage, surtout la paume des mains et la plante des pieds, le pronostic, quant à la durée probable de la maladie, devient plus fâcheux encore. Ces papules, toujours très-tenaces et ayant une grande tendance à se reproduire par poussées successives, indiquent nécessairement un travail plus profond et plus persistant de la diathèse syphilitique. On peut en dire autant des syphilides squameuses (*lichen* et *psoriasis*), qui ne sont, en réalité, qu'une déviation ou, pour mieux dire, un degré plus avancé de la forme papuleuse.

Toutefois, il ne faudrait pas croire que ces éruptions saillantes, de forme sèche ou plastique, soient toujours le signe d'une vérole grave. Si, dans quelques cas, elles sont suivies de lésions plus accentuées, conduisant fatalement à la syphilis tertiaire, le plus souvent elles ne sont que le symptôme culminant, la limite extrême que doive atteindre la maladie. Sous l'influence d'un traitement énergique et bien dirigé, on peut voir celle-ci s'amender peu à peu, et, aux craintes qu'avaient pu faire naître ses premières manifestations, succéder l'espoir d'une guérison plus ou moins lointaine, il est vrai, mais sur laquelle il est généralement permis de compter.

La durée des syphilis bénignes ou de moyenne force est ordinairement de quinze à dix-huit mois.

Il n'est pas rare cependant de voir des malades chez qui des accidents secondaires, bien que très-légers et allant chaque fois en s'affaiblissant, se renouvellent à plusieurs reprises, pendant un temps beaucoup plus long, sans que jamais la maladie prenne chez eux la forme tertiaire. Or, c'est précisément chez les individus qui, au début de leur maladie, avaient eu ces syphilides sèches, papuleuses ou papulo-squameuses, dont nous venons de parler, que j'ai le plus souvent observé cette ténacité particulière de la diathèse, malgré l'apparence relativement bénigne et la marche décroissante de ses derniers symptômes.

Reconnaître, dès les premiers mois, si une syphilis sera légère ou grave n'est pas ordinairement chose difficile; cela se voit, se devine, pour ainsi dire, à première vue. La difficulté est de prévoir si telle vérole légère ou de moyenne force dépassera les quinze ou dix-huit mois que l'on peut assigner comme terme ordinaire aux syphilis les plus communes. Sans doute, la forme élémentaire sous laquelle se présente la première poussée est, à cet égard, un excellent signe de pronostic. Mais cette seule indication serait insuffisante, si l'on ne tenait compte en même temps de la rapidité et de l'étendue de l'éruption, de sa couleur plus ou moins foncée, du nombre des taches ou des papules, et surtout des phénomènes concomitants ou successifs, toutes choses dont l'appréciation exige du médecin une sûreté de coup d'œil et de jugement que peut seule donner une longue habitude de la spécialité.

Les syphilides de forme humide ou suppurative (*ecthyma*, *impetigo*, *rupia*, *pemphigus*, etc.), soit qu'elles apparaissent comme première manifestation de la syphilis secondaire, soit, ce qui est le cas le plus commun, qu'elles succèdent plus ou moins tardivement aux syphilides sèches, sont toujours l'indice d'une syphilis grave. Il ne s'agit plus ici de calculer le temps que pourra durer la maladie ; il s'agit de savoir si elle guérira. Tout espoir, il est vrai, n'est pas perdu ; un traitement énergique, secondé par de bonnes conditions d'hygiène, peut encore en triompher et en triomphe le plus souvent. Mais il peut arriver aussi que le mal, une fois sur ce mauvais chemin, le suive tout entier, quoi qu'on fasse pour en arrêter le cours. Ces syphilides pustuleuses ne seront alors que des symptômes transitoires, avant-coureurs des gommes, des tubercules, des caries, des nécroses et autres accidents profonds de la période tertiaire, accidents dont la durée et la succession possibles échappent à toute prévision. Heureusement, hâtons-nous de le dire, que ces formes graves ne sont plus aujourd'hui que de très-rares exemples de ce qu'a pu être autrefois la vérole. Mais si rares qu'ils soient, ils suffisent, et au delà, pour justifier le mauvais renom que cette maladie a conservé encore parmi nous, malgré sa bénignité réelle dans l'immense majorité des cas.

Parmi les symptômes de la syphilis secondaire, il en est un que l'on observe chez presque tous les malades, et qui se montre ordinairement comme un des premiers effets de l'intoxication syphilitique. C'est l'*éruption croûteuse du cuir chevelu*, composée de petites croûtes brunes ou noirâtres, disséminées en nombre variable sur divers points du crâne. Cette éruption, qui précède parfois l'apparition de la roséole ou des autres syphilides précoces, est ordinairement assez tenace, et se reproduit avec la plus grande facilité à des époques souvent fort éloignées du début de l'infection. Toutefois, comme elle ne présente en elle-même que peu de gravité, et qu'on la rencontre à peu près invariablement chez tous les syphilitiques, elle ne saurait fournir aucune indication spéciale relativement au pronostic.

Nous devons en dire autant des *engorgements ganglionnaires occipitaux* et *mastoïdiens*, qui. bien que pouvant se produire en l'absence de toute lésion appréciable du cuir chevelu, en sont généralement la conséquence immédiate. Ces engorgements, très-précieux pour le diagnostic, ne permettent d'établir aucune prévision quant à la gravité de la syphilis. Il y a plus; c'est qu'ils peuvent survivre à l'extinction de la diathèse, ce qui ne surprendra pas ceux qui savent avec quelle lenteur se dissipent toutes les hyperplasies ganglionnaires, quelle qu'en ait été la cause. Si donc leur présence, alors que tous les autres symptômes syphilitiques ont depuis longtemps disparu, accuse le passé, nous dirons, avec M. Diday, qu'elle ne tient nécessairement en suspicion ni le présent ni l'avenir.

Aux éruptions croûteuses du cuir chevelu se rattache naturellement l'*alopécie*, c'est-à-dire la chute des cheveux et des poils. L'alopécie est, au même titre que ces éruptions, un des symptômes les plus communs et les plus précoces de l'intoxication vénérienne. Mais on l'observe aussi à des époques fort éloignées du début de la maladie et jusqu'aux dernières limites de la période secondaire. Peu marquée dans ses formes initiales, elle est susceptible de prendre dans ses formes tardives un très-grand développement. On l'a vu, chez certains sujets, s'étendre jusqu'à la perte totale des cheveux, des sourcils, de la barbe et des autres parties du système pileux. Quand l'alopécie ne dure pas plus de trois ou quatre mois et qu'elle se borne, ce qui est le cas ordinaire, à un simple éclaircissement de la chevelure, son pronostic n'a rien de fâcheux. Mais il en est autrement quand elle persiste au delà de ce terme et qu'elle envahit les poils du visage : on peut craindre alors une syphilis fortement enracinée dans l'organisme. Le pronostic sera plus grave encore si l'alopécie s'accompagne d'une éruption impétigineuse du cuir chevelu et du menton.

Notons enfin comme signe de mauvais augure, relativement à la durée probable de la maladie qui en est la cause, l'*onyxis*, que caractérise une altération particulière des ongles de la main ou du pied. Cette affection, qui se rapproche de l'alopécie par la similitude anatomique des ongles et des poils, ne s'observe généralement qu'à une époque assez avancée de la période secondaire, où elle coïncide presque toujours avec des papules, des squames, des pustules ou quelque autre éruption de forme grave.

La similitude de structure que l'on observe entre les muqueuses et la peau fait aisément prévoir que les lésions syphilitiques ou de toute autre nature dont ces deux membranes peuvent être affectées, doivent offrir entre elles de très-grandes ressemblances. On pourrait donc, sans forcer l'analogie, appeler *syphilides muqueuses* ces éruptions du tégument muqueux qui ne diffèrent des syphilides cutanées que par quelques nuances de forme et d'aspect, dépendant uniquement de la texture plus délicate et plus molle des tissus qui en sont le siége. C'est ainsi qu'à la roséole ou érythème cutané correspondrait l'*érythème muqueux;* aux syphilides papuleuses et squameuses se rattacheraient les diverses variétés de la *plaque muqueuse;* aux syphilides pustuleuses ou tuberculo-crustacées les *ulcères* et les *tubercules muqueux*.

Toutefois, hâtons-nous de dire que ces rapprochements, uniquement fondés sur la similitude des formes anatomiques, et que l'on utilise pour la description, n'auraient que peu de valeur au point de vue spécial qui nous occupe. Car, ainsi que le fait justement remarquer M. Diday, c'est en vain que l'on chercherait à en tirer la notion qui nous enseigne à juger de la gravité de telle ou telle syphilis d'après l'aspect des syphilides externes. Cela serait possible si l'éruption muqueuse était toujours la copie exacte de l'éruption cutanée, en d'autres termes, si elle en reproduisait, par une modalité corrélative, chaque manifestation spéciale, chaque forme anatomique. Mais cette conception, très-séduisante en théorie, est loin de se réaliser dans la pratique. Ainsi, pour n'en citer qu'un exemple, nous voyons chaque jour la *plaque muqueuse*, que l'on peut considérer comme le symptôme le plus général et le plus caractéristique de la syphilis secondaire, coexister avec toutes les éruptions cutanées, quelles que soient leurs formes, roséole, papules, squames, pustules, etc. Nous la voyons même survenir en l'absence de toute lésion de la peau. Ajoutons que la plaque muqueuse peut se montrer à toutes les époques de la maladie, depuis le chancre, auquel elle succède parfois immédiatement, jusqu'aux dernières limites de la période secondaire et même tertiaire.

Quant aux formes sous lesquelles se présente la plaque muqueuse, elles ne sont pas moins variables que ses époques d'apparition, et l'on s'exposerait à de fréquentes erreurs si l'on voulait juger par elles du degré d'intensité de telle ou telle syphilis. Sur les amygdales, les piliers et le voile du palais, nous voyons cette lésion tantôt s'étendre en larges plaques blanchâtres ou opalines, tantôt se creuser en ulcères plus ou moins profonds; sur les lèvres et la face interne des joues, ce sont de légères saillies grisâtres, rondes ou ovales, annulaires ou en arc de cercle; sur le dos de la langue, de petites tumeurs ovalaires à surface lisse, convexe et d'un rouge plus accentué que celui de la muqueuse environnante; sur la voûte palatine, des excoriations d'un rouge vif. Aux commissures des lèvres, au pli mento-labial, nous la voyons former des fissures aux bords épais et surmontés de concrétions jaunâtres; à la vulve et au pourtour de l'anus, de larges saillies papuleuses, circulaires ou ovales, à surface irrégulière, granulée et suintante; sur le gland, de petites papules sèches, luisantes et comme cuivrées; au scrotum, des anneaux serpigineux de couleur sombre ou légèrement squameux, etc., etc. Toutes ces formes, on le voit, dépendent uniquement de la région, et ne sauraient, par conséquent, fournir aucun élément de pronostic comparable à ceux que nous donnent les syphilides externes ou cutanées.

Il ne faudrait pas croire, cependant, que les plaques muqueuses, abstraction faite de leurs formes et de leur époque d'apparition, soient absolument dépourvues de toute valeur pronostique. Leur nombre, leur durée, leur siége et surtout la fréquence de leurs récidives permettent encore d'apprécier, dans une certaine mesure, l'intensité de la diathèse. Mais n'oublions pas, relativement à ce dernier signe, — la fréquence des récidives, — que, de toutes les lésions syphilitiques, la plaque muqueuse est celle dont l'évolution est le plus étroitement liée aux causes d'excitation locale. La moindre irritation l'entretient ou en provoque le retour. D'où il résulte que la réapparition de cette lésion, dans les points précédemment occupés par elle, est une preuve bien moins certaine de la ténacité de la maladie, que ne le sont les récidives d'autres accidents, par exemple, des éruptions cutanées. Ainsi nous voyons journellement l'habitude de fumer entretenir et reproduire, pendant de longs mois, des plaques muqueuses sur les lèvres et dans la gorge de malades qui n'ont qu'une syphilis faible ou de moyenne force. Des excitations vénériennes, le défaut de propreté, produisent le même effet à la vulve et au pourtour de l'anus.

Mais quand plusieurs mois après une première poussée de plaques muqueuses, une nouvelle éruption se produit spontanément, sans aucune cause d'irritation externe ou locale, il y a lieu de craindre une syphilis grave ou de longue durée. Le pronostic sera surtout fâcheux si l'éruption envahit des points différents de ceux qui ont été primitivement affectés, notamment l'intervalle des orteils, le creux de l'ombilic, l'angle péno-scrotal, le pourtour des oreilles le sillon naso-labial ou autres régions éloignées de celles qu'elle occupe habituellement.

Les *ulcères* syphilitiques dont les muqueuses peuvent être atteintes sont, comme ceux de la peau, un accident de mauvais augure, non-seulement à cause des désordres locaux qu'ils peuvent entraîner, mais encore au point de vue du pronostic général de la syphilis. Toutefois, il ne faut pas oublier que certaines régions se prêtant beaucoup mieux que d'autres au travail ulcératif, toutes les lésions de ce genre sont loin d'avoir la même signification.

Il y a à cet égard de nombreuses différences dont il importe de tenir compte, si l'on veut apprécier sainement l'état syphilitique des individus chez lesquels on observe ces ulcérations. Ainsi, par exemple, la face interne des amygdales, l'angle des mâchoires, derrière la dent de sagesse, sont très-souvent ulcérés chez des malades qu'on aurait tort de considérer, pour ce fait, comme ayant une syphilis grave, attendu que la forme ulcéreuse est à peu près constante dans ces deux régions. Mais si des ulcères d'une certaine profondeur se développent sur le dos de la langue, au palais, sur le scrotum, à la vulve ou autour de l'anus, le pronostic s'assombrit ; il faut alors se tenir en garde contre la venue probable des accidents tertiaires, dont ces lésions ne sont que trop souvent les symptômes précurseurs.

J'ai signalé plus haut (p. 38) une lésion particulière de la muqueuse buccale, qui, malgré son extrême fréquence, n'a été décrite que par un très-petit nombre d'auteurs. Cette lésion, que j'ai désignée sous le nom de *psoriasis muqueux* [1], est constituée par de petites taches ou squames épithé-

[1] *Traité des maladies vénériennes*, p. 535.

liales qui ont pour siége la face interne des joues, et plus particulièrement les bords et la pointe de la langue, où on les voit se reproduire avec une persistance désespérante pendant des mois, des années entières, alors que tous les autres symptômes syphilitiques ont depuis longtemps disparu. Melchior Robert a prétendu que cette lésion, décrite par lui sous le nom de *macules muqueuses*, pouvait également dépendre de l'action irritante de la pipe ou du cigare. Ces excitants peuvent bien ne pas être étrangers à sa production; le psoriasis lingual est, en effet, beaucoup plus fréquent chez l'homme que chez la femme. Peut-être aussi résulte-t-il, comme on l'a dit encore, de l'action prolongée des mercuriaux et des iodures. Mais, en général, ces divers agents ne doivent être considérés que comme des causes accessoires ou adjuvantes. Dans l'immense majorité des cas, le psoriasis muqueux est le signe et comme le dernier vestige d'une syphilis ancienne. Je dis syphilis ancienne, car il est rare que cet accident se montre avant la deuxième année qui suit l'infection.

Le psoriasis muqueux est-il contagieux? Peut-il, au même titre que la plaque muqueuse, communiquer la vérole? Aucun fait ne m'autorise à le croire. Mon expérience personnelle me porterait plutôt à penser que le psoriasis muqueux doit être regardé comme une lésion locale, dont la muqueuse des lèvres et de la langue, par suite d'irritations prolongées dont elle a souffert, tant de la part de la syphilis que de celle des médicaments, aurait pris en quelque sorte la fâcheuse habitude. Les lamelles épithéliales qui la constituent ne seraient alors que le résultat d'une végétation, ou, pour mieux dire, d'une hypergénèse épidermique qui se perpétuerait en dehors de toute influence constitutionnelle.

Quoi qu'il en soit, j'ai vu le psoriasis muqueux persister pendant de longues années chez beaucoup d'individus que je pouvais considérer à bon droit comme radicalement guéris de la syphilis, ou, du moins, chez lesquels aucun autre accident, secondaire ou tertiaire, ne s'est jamais reproduit. Quelques-uns étaient mariés, et n'ont rien communiqué ni à leurs femmes ni à leurs enfants.

IV

A quel temps d'épreuve faut-il soumettre un individu qui a eu la syphilis avant de lui permettre le mariage? — Comment s'assurer que l'individu en question peut être considéré comme étant à l'abri de toute récidive, au moins dans l'immense majorité des cas? — Conclusion.

Maintenant que nous connaissons les signes d'après lesquels on peut non-seulement prévoir l'intensité de telle ou telle syphilis à son début, mais encore reconnaître si telle vérole, actuellement éteinte ou paraissant l'être, a été suffisamment bénigne pour nous permettre d'en considérer la guérison comme à peu près certaine, revenons au point capital de notre étude, c'est-à-dire à la question du mariage.

Quelque nombreuses et variées que soient les formes de la syphilis, quelle que soit la diversité qu'elle présente d'un individu à un autre dans son évolution, sa marche, sa durée, nous pouvons en ramener tous les cas à deux types principaux, entre lesquels se trouvent, il est vrai, une foule d'intermédiaires, mais dont les nuances sont néanmoins assez nettement tranchées pour fournir une base solide aux déductions pratiques que nous devons en tirer. Ces deux types, nous les connaissons déjà ; nous les avons longuement étudiés ; nous en avons fait ressortir de notre mieux la physionomie propre et les caractères différentiels : ce sont, d'une part, la *syphilis bénigne* ou de moyenne force ; d'autre part, la *syphilis grave*. Reste donc maintenant à utiliser les notions que nous avons acquises pour la solution du difficile problème qui se pose devant nous.

Premier type — *Syphilis bénigne* ou de moyenne force. Le malade a eu un chancre ou, le plus souvent, une érosion chancreuse ; puis une roséole, des papules, des plaques muqueuses. Le tout a duré quinze à dix-huit mois, pendant lesquels le traitement n'a pas été interrompu. Les accidents qui se sont succédés ou reproduits ont toujours été de moins en moins graves, et ils ont complétement disparu depuis un certain temps. Le mariage est-il possible ?

Ce que j'ai dit plus haut fait pressentir ma réponse..... Oui, sans doute, le mariage est possible, du moins dans le plus grand nombre des cas. Mais à quelles conditions peut-on le permettre? Quel temps doit s'écouler entre la disparition du dernier symptôme de la maladie et le moment où l'on croira pouvoir laisser publier les bans?

Un des caractères les plus fâcheux de la syphilis, caractère qui, du reste, lui est commun avec la plupart des maladies constitutionnelles, dartre, scrofule, arthritis, etc., est d'être sujette à des récidives, à des retours successifs que séparent des intervalles plus ou moins longs, durant lesquels le malade paraît jouir d'une santé parfaite. Or, c'est là précisément ce qui crée notre embarras pour répondre à la question posée; c'est ce caractère, dont l'éventualité toujours menaçante nous ôte la possibilité, quelle que soit d'ailleurs notre conviction sur la curabilité de cette maladie, d'affirmer, pour tel ou tel cas particulier, son extinction définitive. Mais, par une sorte de compensation, c'est dans l'observation même de ces récidives, dans l'étude comparative de leur nombre, de leur durée, du temps qui les sépare et des accidents qui les constituent, que nous allons trouver, pour résoudre la question présente, je ne dirai pas un critérium infaillible, ce qui est impossible, mais, du moins, une somme de probabilités équivalant presque à la certitude.

Ouvrons d'abord le livre que M. Diday a consacré à l'histoire naturelle de la syphilis. Ce savant ouvrage, auquel nous avons déjà fait plus d'un emprunt, contient, au sujet des récidives de la syphilis, des documents statistiques extrêmement précieux et d'une importance telle, que je crois devoir les reproduire ici *in extenso*, mon expérience personnelle confirmant de point en point les déductions que l'on peut en tirer relativement au pronostic.

« Cinquante-trois cas complets de syphilis, dit M. Diday, ont passé sous mon observation. Dix d'entre eux ayant dû être éliminés comme manquant de détails assez précis sur le point en question, il m'est resté un total de quarante-trois cas bien circonstanciés et de date suffisamment ancienne.

« Or, en les examinant, je n'ai pas eu de peine à reconnaître qu'on pouvait les diviser, sous le rapport de la gravité, en deux séries.

« De ces quarante-trois malades, les uns ont guéri spontanément, après avoir été affectés seulement de prodromes, d'acné capitis, de roséole et de plaques muqueuses, parfois de dysphonie, sans éruptions profondes, sans trouble ni sérieux ni durable de la santé générale. Ils n'ont eu, en fait de poussées ultérieures, que les mêmes lésions reparaissant avec une intensité de moins en moins forte, et ils se sont, après avoir payé ce léger tribut, toujours bien portés depuis lors.

« Les autres avaient eu pour premières syphilides des éruptions plus accentuées. L'alopécie de plus de six mois, l'amaigrissement, l'atteinte portée au moral n'avaient pas échappé aux observateurs même non médicaux ; des contractures, de la dysphonie, des céphalées rebelles s'étaient ajoutées prématurément aux lésions des deux téguments ; l'iritis, l'albuginite s'étaient parfois montrées. Enfin, si parmi ceux-ci, quelques-uns avaient, avec le temps, guéri complétement sans mercure, chez d'autres, il avait finalement fallu y avoir recours. Et un petit nombre n'avait pu échapper à la dégénérescence diathésique, dite période tertiaire.

« J'ai donc naturellement divisé mes quarante-trois cas en deux catégories distinctes : l'une, des véroles faibles, comprenant vingt-six cas ; l'autre, des véroles fortes, en comprenant dix-sept.

« Eh bien ! entre ces deux catégories, l'observation *révèle une différence tranchée quant à la manière dont se comportent les poussées successives de la vérole. La différence existe soit pour le nombre, soit pour l'époque, soit pour la nature des* poussées.

« D'abord quant au nombre :

« Parmi les dix-sept sujets fortement vérolés, aucun n'en a été quitte pour une poussée unique ; trois seulement n'en ont eu que deux, quatre en ont eu trois, trois en ont eu quatre, et sept en ont eu cinq ou six.

« Au contraire, parmi les vingt-six sujets faiblement vérolés, trois n'ont eu que la première poussée, quatorze n'en ont eu que deux, huit en ont eu trois, et un seulement quatre.

« Je présente dans le tableau suivant la différence existant entre les deux degrés de la syphilis quant au nombre des poussées observées dans chacun d'eux :

NOMBRE DES POUSSÉES	SYPHILIS FORTES	SYPHILIS FAIBLES
Syphilis à une seule poussée. . .	0	3
— à deux poussées.	3	14
— à trois poussées.	4	8
— à quatre poussées. . . .	3	1
— à cinq ou six poussées. .	7	0

« Secondement, quant au *laps de temps* qui a séparé l'une de l'autre les poussées successives, la différence n'est pas moins remarquable : c'est là un des résultats qui m'ont le plus vivement frappé au moment où, après avoir dressé mes deux tableaux, j'en vins à apprécier leurs traits différentiels. Dire que l'intervalle entre la première et la seconde poussée est, dans les véroles faibles, le double de ce qu'il est dans les véroles fortes serait rester au-dessous de la réalité. Car, après avoir compté en jours le temps écoulé entre la première et la deuxième poussée, j'ai trouvé :

« Que, pour les dix-sept cas de vérole forte, ce temps a formé un total de 840 jours,

« Et que, pour dix-sept cas de vérole faible, les dix-sept premiers de la série, ce total a été de 1,754 jours.

« Cette différence n'est point l'effet d'un hasard. Elle se retrouve la même dans les intervalles subséquents. Ainsi, pour le temps écoulé entre la deuxième et la troisième poussée, je trouve que :

« Pour les huit premiers cas de la série des véroles fortes, ce temps forme un total de 356 jours ;

« Et que, pour les huit cas de la série des véroles faibles (les seuls où il y ait eu une troisième poussée), ce total a été de 1,188.

« La moyenne du temps écoulé entre la première et la deuxième poussée a donc été de 49 jours pour les véroles fortes ; de 103 pour les véroles faibles. Et la moyenne entre la deuxième et la troisième poussée a été de 44 jours pour les véroles fortes ; de 148 pour les véroles faibles. »

Suit maintenant un tableau d'ensemble dans lequel l'auteur donne les chiffres appartenant à chaque cas particulier. Or, en examinant attentivement ce tableau, nous y voyons que :

Pour les syphilis fortes, le temps le plus long écoulé entre deux poussées successives a été de 139 jours,

Et que, pour les syphilis faibles, ce temps a été de 302 jours.

« Un coup d'œil jeté sur ce tableau, ajoute l'auteur, suffit à résumer l'enseignement que j'en veux déduire. Il montre la différence essentielle qui existe, quant à leur évolution, entre la vérole forte et la vérole faible. Dans la première, une série de poussées nombreuses et séparées par de courts intervalles ; dans la seconde, un nombre moins considérable de poussées, espacées par de longs intervalles. Ce résultat est acquis à l'histoire empirique de la syphilis ; il ne demeurera point stérile pour celui qui saura y chercher un élément de pronostic[1]. »

Cet élément de pronostic, au point de vue qui nous occupe en ce moment, se trouve tout entier, selon nous, dans les *trois cent deux jours*, temps maximum indiqué par la précédente statistique entre deux poussées successives d'accidents secondaires. Ce chiffre n'est pas, sans doute, le dernier mot de la science : peut-être bien, trouverait-on, en examinant un plus grand nombre de cas, un maximum plus élevé ; mais pas de beaucoup cependant, si je m'en rapporte à mon expérience propre. Sur des centaines de syphilitiques que j'ai traités, tant à mon dispensaire que dans ma clientèle

[1] *Loc. cit.* p. 143.

privée, je n'ai vu que très-exceptionnellement certains d'entre eux être atteints de nouveaux accidents, *après qu'une année entière s'était écoulée depuis la disparition du dernier symptôme de leur maladie*. Et encore n'ai-je pu, dans aucun de ces cas, acquérir la certitude que, durant cet intervalle, nul autre accident intermédiaire ne s'était produit. Presque toutes les récidives que j'ai pu observer chez des malades qui, se croyant guéris, avaient cessé de revenir me consulter, ont eu lieu dans les six mois qui avaient suivi l'abandon du traitement. J'ai vu aussi, chez quelques-uns, la syphilis se perpétuer pendant plusieurs années, par une suite d'accidents secondaires peu graves, il est vrai, mais se succédant sans interruption ou à des intervalles plus ou moins rapprochés.

En résumé, je crois pouvoir établir que tout individu qui, ayant eu une syphilis bénigne ou de moyenne force, convenablement traitée pendant quinze à dix-huit mois, *a passé ensuite une année sans être atteint d'aucun autre accident*, peut être considéré comme guéri. On pourrait donc, à la rigueur, lui permettre aussitôt de se marier. Mais, comme en pareille matière, on ne saurait prendre trop de précautions, j'ai pour habitude, quand rien ne s'y oppose, de demander, comme temps d'épreuve, une année de plus. Et quand le mariage est décidé, j'exige encore de mon client qu'il se soumette, *ante nuptias*, et pendant deux ou trois mois, à un nouveau traitement spécifique. Cette mesure de prudence est pour moi la condition invariable et *sine qua non* de mon adhésion, dans cette circonstance, à tous les projets d'union pour lesquels je suis consulté.

Ces conditions remplies, j'affirme que l'individu, si c'est un homme et s'il jouit d'une bonne constitution, a les plus grandes chances, en se mariant, d'obtenir une progéniture intacte. Pour mon compte, je n'ai jamais vu le contraire arriver, et je pourrais citer bon nombre de mes clients qui, mariés de la sorte, n'ont jamais eu à le regretter. Mais, s'il s'agissait d'une femme, ce qui heureusement est fort rare, peut-être conviendrait-il d'être plus sévère, et d'exiger d'elle un plus long temps d'épreuve, si tant est qu'on ose jamais lui permettre de se marier. Il ne faut pas oublier que la faculté de transmettre la syphilis à ses enfants est beaucoup plus grande et plus persistante chez la femme que chez l'homme, et que, par conséquent, on ne saurait user à son égard d'une trop grande circonspection. L'expérience personnelle me faisant ici défaut, je ne puis, pour ce cas spécial, indiquer aucune règle générale de conduite. Je laisse donc à chaque médecin le soin de résoudre ce problème d'après les circonstances particulières que pourraient lui offrir les divers cas de ce genre soumis à son examen.

Mais, nous dira-t-on, on a vu, et vous-même en avez cité des exemples, certaines syphilis d'apparence bénigne et que l'on croyait guéries depuis longtemps, revenir après plusieurs années sous des formes graves, produisant alors soit un sarcocèle, soit des gommes, des exostoses ou tout autre accident de la période tertiaire. Cela est vrai ; mais remarquons que ces faits sont tellement rares, que nous avons pu les invoquer comme une exception confirmant la règle, c'est-à-dire la curabilité de la syphilis légère ou de moyenne force dans la généralité des cas. Les prendre comme prétexte pour interdire le mariage à tout homme qui a eu la syphilis serait, indépendamment du dommage social qui en résulterait, faire preuve d'une pusillanimité excessive et sans raison. Autant vaudrait défendre l'usage des chemins de fer parce que de temps à autre un train peut dérailler. Ajoutons qu'en obéissant à de tels scrupules, il n'y aurait aucun motif pour ne pas frapper de la même interdiction tous les individus qui, dans leur enfance, auraient eu quelques symptômes, si légers qu'ils aient été, de maladies constitutionnelles et héréditaires, dartre, scrofule, arthritis, etc., dont la guérison définitive n'est jamais mieux assurée que celle de la syphilis. Une telle mesure, si elle était possible, profiterait assurément à la santé publique et au perfectionnement de l'espèce, mais qui ne voit qu'elle réduirait peut-être de moitié le chiffre de la population !

SECOND TYPE. — *Syphilis grave.* La maladie s'est présentée sous cette forme dès son début, ou ne l'a prise que plus tard. Ses manifestations, malgré le traitement, ont été de plus en plus accentuées ; ses récidives nombreuses et rapprochées se sont traduites par des accidents chaque fois plus profonds et plus tenaces. Le malade porte des traces récentes de pustules d'ecthyma, des cicatrices de rupia ou de tubercules ulcérés ; ses cheveux sont éclaircis ; sa peau est sèche, terne, rugueuse ; sa constitution affaiblie et fortement altérée. La vérole, en un mot, menace de passer à l'état tertiaire, si déjà elle n'y est parvenue.

Je ne puis que répéter ici ce que j'ai déjà dit dans mon *Traité des maladies vénériennes :*

« Le mariage, dans ce cas, serait pour le médecin qui le permettrait, une faute impardonnable ; pour l'individu qui s'y engagerait, une mauvaise action. Aucune transaction n'est ici possible, quelque pressants que soient les motifs ou les intérêts qui sollicitent le malade à se marier. Tout au plus pourrait-on, plus tard, l'affranchir de cette interdiction, si, par l'action combinée d'une hygiène sévère et d'un traitement rigoureux, sa santé se rétablissait et se maintenait intacte pendant plusieurs années[1]. »

Telles sont les considérations d'après lesquelles le médecin doit, selon nous, diriger sa conduite, lorsqu'il est appelé à se prononcer sur la convenance du mariage, dans le cas de syphilis chez l'un des deux futurs conjoints. Avant tout, il cherchera à reconnaître soit par les signes présents, soit par les commémoratifs, à quelle forme appartient la maladie en question ; si elle est légère ou grave et, par suite, quelles chances de guérison elle présente dans un avenir plus ou moins prochain. Je

[1] *Loc. cit.*, p. 706.

n'ai pas toutefois la prétention d'imposer comme règles absolues les distinctions que je viens d'établir. Entre les deux types dont je me suis efforcé de mettre en relief les caractères distinctifs, entre les syphilis faibles et les syphilis fortes, se trouvent, ai-je dit, des cas intermédiaires, et, en particulier, ces cas de syphilis qui, sans jamais arriver à la période tertiaire, et tout en conservant dans leurs manifestations une certaine bénignité, se prolongent bien au delà du terme habituel, c'est-à-dire des quinze à dix-huit mois qui marquent la durée des syphilis les plus communes. En présence de pareils cas, je n'ai pas besoin de dire que le médecin devra se tenir sur ses gardes, et ne donner son assentiment qu'après avoir longuement calculé les chances de guérison, non-seulement d'après la forme des symptômes, mais encore d'après leur succession, leur enchaînement et, surtout, là est le point capital, d'après la durée des intervalles qui les ont séparés. C'est principalement à la suite de ces syphilis, que les deux années d'épreuve que nous avons demandées, par excès de prudence, pour les cas ordinaires, doivent être rigoureusement observées.

Ajoutons enfin que, dans tous les cas, et quelque rassurantes que soient d'ailleurs les apparences de guérison d'après lesquelles on croira pouvoir permettre le mariage à un individu qui a eu autrefois la syphilis, on devra engager celui-ci, une fois marié, à s'observer chaque jour minutieusement, et à s'abstenir aussitôt de tout rapport avec sa femme, s'il constatait le retour du plus léger symptôme d'apparence suspecte.

La plupart des médecins conseillent à leurs malades atteints de syphilis invétérée l'usage des eaux minérales sulfureuses. Ces eaux sont, en effet, d'un puissant secours dans le traitement de cette maladie, surtout dans ses périodes ultimes. Je ne saurais donc trop en recommander l'emploi. Mais je dois m'élever ici contre un préjugé dangereux et malheureusement trop répandu. On croit généralement, et il n'est personne qui n'ait entendu dire que les bains sulfureux fournissent un critérium infaillible, au moyen duquel un individu qui a eu autrefois la syphilis, mais dont il ne présente actuellement aucune manifestation, peut savoir s'il en est complétement délivré. Si la maladie, dit-on, persiste encore à l'état latent, les eaux sulfureuses la remettront aussitôt en évidence par quelque éruption spéciale ; le contraire aura lieu si elle est éteinte. Or, j'ai vu des malades chez qui les bains sulfureux les plus excitants, en particulier, ceux de Bagnères-de-Luchon, n'ont produit aucune poussée syphilitique, et qui, plusieurs mois après, alors qu'ils se croyaient guéris et, l'occasion s'y prêtant, auraient cru pouvoir se marier sans crainte, ont cependant été repris de nouveaux accidents. J'ai cru de mon devoir d'appeler l'attention sur ce fait, déjà signalé par quelques auteurs, entre autres, par MM. Gubler, Desnos, Durand-Fardel et par mon ancien élève et collaborateur M. le docteur Évariste-Michel, inspecteur des eaux de Cauterets, afin de mettre les malades en garde contre une sécurité trompeuse, dont il est facile de comprendre les inconvénients et le danger.

V

Du secret médical. — Serment d'Hippocrate et prescriptions légales. — Article 378 du Code pénal. — Quelle conduite doit tenir le médecin consulté sur la santé d'un de ses clients à l'occasion d'un projet de mariage?

Le moment est venu de dire ici quelques mots du *secret médical*, dont la syphilis, dans ses rapports avec le mariage, nous offre un des côtés les plus intéressants.

Un monsieur se présente dans notre cabinet. « Docteur, nous dit-il, j'ai appris que vous avez donné vos soins à un jeune homme, M. X..., pour une de ces maladies dont vous avez la spécialité. C'est un garçon charmant, bien élevé, etc., à qui je serais heureux d'accorder la main de ma fille. Mais, avant de m'y engager, j'ai cru devoir venir vous demander, sous le sceau du secret, quelques détails sur sa maladie, et vous prier de me dire si je puis ou non l'accepter pour gendre. Peut-être me trouverez-vous bien indiscret ; mais vous m'excuserez, j'ose l'espérer, en prenant en considération l'embarras d'un père, placé entre le désir de donner à sa fille l'époux de son choix, et la crainte des suites que ce mariage pourrait avoir, si les renseignements qui m'ont été donnés étaient malheureusement exacts. »

J'entre d'emblée, comme on le voit, dans le vif du sujet. Mais avant d'indiquer la réponse qu'il convient de faire à pareille demande, étudions d'abord la grave question du secret médical au double point de vue du devoir professionnel et des prescriptions légales.

Au point de vue du devoir professionnel, « le silence du médecin sur tout ce qu'il a vu, entendu, compris, en remplissant ses fonctions auprès des malades et au sein des familles, doit être entier, absolu et sans ombre de restriction[1]. »

Cette doctrine n'est pas nouvelle. Nous connaissons tous le serment d'Hippocrate, que chaque docteur, en prenant le bonnet, répète encore dans la plus ancienne de nos Facultés :

> Je promets et je jure, au nom de l'Être suprême, d'être fidèle aux lois de l'honneur et de la probité dans l'exercice de la médecine...
>
> Admis dans l'intérieur des maisons, mes yeux ne verront pas ce qui s'y passe ; ma langue taira les secrets qui me seront confiés.

Paroles qui involontairement nous rappellent ces images dont parle l'Écriture : *Os habent et non loquentur ; oculos habent et non videbunt.*

« Par son serment professionnel, dit M. le docteur Félix Delfau, dans son excellent *Traité de déontologie médicale*, le médecin s'est engagé à fermer les yeux sur ce qui se passe autour de lui dans les maisons où son état lui donne accès ; il s'est engagé à enfouir dans le coin le plus obscur

[1] Alph. Lavaux, *du Secret en médecine*, thèse inaug. Paris, 1867.

de sa mémoire les secrets qui lui sont confiés, et à jeter sur eux le voile d'un éternel oubli.

« C'est son mérite, c'est son honneur que de rester fidèle à son serment, de même que c'est son opprobre d'y manquer, car c'est un crime[1] ! »

« Que deviendraient la sécurité des familles et la dignité du médecin, disait le docteur Bayle au congrès médical de 1845, si l'on voulait admettre des restrictions dans l'inviolabilité du silence, s'il pouvait se mêler des craintes de délation aux épanchements de la confiance du malade, si, en appelant auprès de soi un consolateur et un ami, le soupçon pouvait naître qu'on a peut-être rencontré un dénonciateur? »

Et dans la même séance, M. Barth, recueillait l'approbation générale pour les paroles suivantes :

« Dans le cas où une condamnation terrible menacerait un individu injustement accusé d'un crime dont le médecin aurait connu le véritable auteur par suite de l'exercice de sa profession, celui-ci ne devrait pas hésiter à se présenter devant les juges et à leur dire : Arrêtez, vous allez con-

[1] *Droits et devoirs des médecins*. In-12. Paris, 1868, p. 256.

damner un innocent, je connais le coupable... Mais là devrait se borner sa révélation. »

Quant aux prescriptions légales, elles ne sont pas moins absolues. D'accord avec le dogme professionnel du silence, la loi française prescrit le secret aux médecins, en y ajoutant une sanction pénale.

Art. 378 du Code pénal : « Les médecins, chirurgiens et autres officiers de santé, ainsi que les pharmaciens, les sages-femmes et toutes autres personnes, dépositaires par état ou profession des secrets qu'on leur confie, qui, hors les cas où la loi les oblige à se porter dénonciateurs, auront révélé ces secrets, seront punis d'un emprisonnement d'un mois à six mois, et d'une amende de 100 fr. à 500 fr. »

Hâtons-nous de dire que la restriction contenue dans ces mots « hors les cas où la loi les oblige à se porter dénonciateurs » n'existe plus depuis longtemps. Cette exception, qui se rapportait uniquement aux complots formés contre la sûreté de l'État et à la fabrication de fausse monnaie, se trouve virtuellement abrogée par la loi du 28 avril 1832, qui a effacé du code pénal les art. 103, 104, 105, 106 et 107, imposant sous des peines sévères l'obligation de révéler dans les vingt-quatre heures les susdits complots, ainsi que les art. 136 et 137 du même Code, relatifs à la non-révélation du crime de fausse monnaie.

Quant aux peines édictées par cet article 378, le législateur les justifiait de la façon suivante dans l'exposé des motifs :

« La loi a dû infliger des peines à ceux qui, indiscrètement ou méchamment, divulguent les faits dont leur profession les a rendus dépositaires ; à ceux, par exemple, qui, sacrifiant leur devoir à leur causticité, se jouent des sujets les plus graves, alimentent la malignité par des révélations indécentes, des anecdotes scandaleuses, et déversent ainsi la honte sur les individus et la désolation dans les familles. » (Conseil d'État, 1810.)

Ainsi, d'une part, un serment qui nous lie ; d'autre part, la loi qui nous menace.

Ceci posé, revenons dans notre cabinet, où nous avons laissé notre indiscret questionneur. Qu'allons-nous lui répondre ? Devrons-nous, nous retranchant derrière le serment d'Hippocrate et les prescriptions de la loi, garder un silence absolu ? Ou bien, n'interrogeant que notre conscience, nous ferons-nous le juge du secret confié, pour le divulguer ou le taire selon les circonstances ?

Ce point important de déontologie médicale, qui semble définitivement jugé par les considérations qui précèdent, a été néanmoins vivement controversé. En 1863, plusieurs sociétés médicales d'arrondissement de Paris en ont fait le sujet d'une discussion approfondie, dont le résumé, dû à la plume habile de M. le docteur Brochin, a paru dans la *Gazette dès hôpitaux* du 21 février de cette même année. Voici quelles furent les solutions adoptées par ces diverses sociétés, avec les principaux motifs sur lesquels elles s'appuyaient.

« Quelle conduite doit tenir, dit M. Brochin, le médecin consulté sur la santé d'un de ses clients à l'occasion d'un mariage ? Telle est la question qui fut posée devant l'une des sociétés médicales d'arrondissement de Paris, la société du IXe arrondissement. Une commission chargée d'étudier cette question fit, par l'organe de son rapporteur, M. le docteur Piogey, un rapport concluant par cette déclaration, savoir : que *le médecin doit s'interdire toutes sortes de renseignements sur la santé d'un client à l'occasion d'un mariage.* La société adopta cette déclaration à l'unanimité comme un principe professionnel.

« Chargé d'une mission semblable par la société

du VIIIe arrondissement, M. le docteur Caffe proposa des conclusions identiques, qui furent également adoptées, ajoutant qu'il était désirable qu'une déclaration pareille fut adoptée par toutes les sociétés médicales, afin que tous les médecins trouvassent tout à la fois, dans cette unanimité, les motifs d'une règle invariable de conduite et un appui moral contre toute suggestion contraire. »

Dans leurs conclusions les deux honorables rapporteurs s'appuyaient particulièrement sur les prescriptions de l'art. 378 du Code pénal.

Ici M. Brochin se demande s'il est permis de garder en toute occasion le silence, en s'abritant derrière la loi.

« Rien de plus simple, en effet, au premier abord, que de se soustraire aux difficultés de la situation en s'abritant derrière les prescriptions de la loi, et d'opposer aux questions indirectes les fins de non-recevoir que fournit le Code.

« Mais l'art. 378 est-il aussi impératif et aussi absolu qu'on paraît le croire ? Les conditions du secret médical sont-elles assez bien définies pour qu'en toute circonstance, le médecin doive se considérer, comme rigoureusement lié par la loi du silence ? Et cela fût-il, la loi eût-elle, en réalité, un autre but que de réprimer les abus d'une indiscrétion d'autant plus coupable qu'elle aurait pour effet de préjudicier sans aucun motif excusable à l'honneur et à la considération d'autrui, ne peut-il pas se présenter telles circonstances où des intérêts d'un ordre supérieur et plus général priment assez toute autre considération aux yeux du médecin, pour lui dicter, même au prix des conséquences que pourrait avoir pour lui une infraction à la loi, une conduite différente?

« D'autres sociétés médicales en ont jugé ainsi. La société du IIIe arrondissement notamment adopta la déclaration suivante, qui lui fut soumise par M. le docteur Gaide :

« Il n'est pas de règle absolue qui guide la conduite du médecin dans ce cas. Si le plus souvent il doit se taire et garder le secret, selon l'art. 378 du Code pénal, il est aussi des circonstances dans lesquelles, *sa conscience parlant plus haut que la loi, c'est d'elle seule qu'il doit s'inspirer.* »

M. le docteur Gaide appuyait cette déclaration de l'exemple suivant :

« Qu'un de nos clients, rongé par une de ces syphilis constitutionnelles qui résistent à tout traitement, ne craigne pas de solliciter la main d'une jeune fille pure et qui fait la joie de sa famille ; que le père de cette jeune fille vienne avec confiance vous demander s'il peut en toute sécurité la donner à l'homme qui va la souiller au premier contact et qui, pour toute consolation, lui laissera des enfants infectés de la maladie de leur père, devrons-nous, je vous le demande, répondre, avec nos collègues du IXe arrondissement, par un silence qui peut être mal compris, et nous rendre ainsi complices d'un mariage dont les fruits seront si déplorables? Je ne le crois pas, et, pour ma part, je le déclare, jamais je ne me sentirais le courage d'obéir à la loi en pareille circonstance. Ma conscience parlerait plus haut qu'elle, et, sans hésiter je dirais : Non, ne donnez pas votre fille à cet homme. Je n'ajouterais pas un mot ; j'aurais la prétention de n'avoir pas trahi mon secret ; et si, par impossible, la peine prononcée par l'art. 378 m'était appliquée pour ce fait, j'en appellerais à tous les pères de famille, et, la tête haute, je plaindrais le tribunal qui se serait cru autorisé à me punir d'avoir préservé d'une infection presque certaine une femme et sa génération tout entière. »

Sous l'impression de cet exemple frappant, les sociétés qui n'avaient pas encore émis leur avis adoptèrent la déclaration de M. Gaide ; telles furent les sociétés médicales des IIe et Xe arrondissements.

Plusieurs journaux de médecine, *l'Union médicale*, entre autres, par l'organe de M. A. Latour, se prononcèrent dans ce sens. D'un autre côté, M. A. Dechambre, dans la *Gazette hebdomadaire*, et M. Sales-Girons, dans la *Revue médicale*, par des considérations d'ordre différent, mais également respectables dans leurs motifs, se sont rangés à l'opinion du secret absolu : M. Dechambre, en se fondant sur ce que la prescription légale est impérative, sans exception, et qu'on ne saurait s'y soustraire sous aucun prétexte ; M. Sales-Girons, en s'appuyant sur ce principe, qu'il importe d'abandonner le moins possible le médecin à l'individualisme absolu de sa conscience, qu'il faut prévoir pour celui qui ne saurait pas toujours user pour le mieux de son libre arbitre ; en un mot, qu'il faut, dans des circonstances aussi difficiles, soustraire le médecin aux incertitudes de sa propre appréciation.

Quelques médecins, partisans du secret absolu, mais se préoccupant des dangers qui peuvent résulter pour la société de certains mariages, au point de vue de la bonne constitution de l'espèce, ont cherché le moyen de concilier les obligations que la loi leur impose avec les inspirations de leur conscience.

C'est ainsi, par exemple, que M. Caffe, « en condamnant le médecin au silence absolu, toujours et quand même, lui ouvrait de cette main qui lui fermait la bouche, une porte par où se sauveraient ses scrupules, en lui offrant la ressource d'une consultation à laquelle il devrait rester lui-même étranger. C'est ainsi qu'aux yeux de M. Dechambre, il reste toujours au médecin la ressource de peser de l'autorité de son savoir, de la confiance dont il est investi, et, au besoin, de son affection pour le client dont il refuse de faire connaître l'état, en lui montrant à lui-même les périls de la situation dans laquelle il va s'engager ; il lui resterait enfin les mille expédients que peuvent lui susciter, en pareil cas, sa prudence éclairée et sa légitime sollicitude pour les intérêts qui lui sont confiés, et ceux non moins sacrés qu'ils mettent également en cause. »

« Ce sont là, sans aucun doute, continue M. Brochin, de judicieux et loyaux conseils, que les médecins s'empresseront assurément de suivre en maintes circonstances. Mais une consultation sera-t-elle toujours possible, sera-t-elle toujours acceptée d'ailleurs par le principal intéressé ? Et si toutes les ressources de la logique, toutes les bonnes suggestions du cœur viennent à échouer contre une volonté inflexible et un projet irrévocablement arrêté ; si le langage tenu au nom de l'honneur et des sentiments les plus sacrés de l'humanité ne rencontre que résistance et obstination ; si la temporisation elle-même habilement ménagée, n'amène aucun amendement dans les événements comme dans les décisions, le médecin devra-t-il se taire encore, se taire toujours, et, se croisant stoïquement les bras, laisser consacrer une union qu'il sait devoir devenir funeste à une famille entière, alors qu'un seul mot sorti de sa bouche suffirait pour conjurer un aussi grave péril ? Voilà où est le vrai point de la question...

Et il termine par la conclusion suivante :

« En thèse générale, le secret c'est la règle ; s'il n'était obligatoire de par la loi, il le serait de par l'honnêteté et la morale, de par le serment d'Hippocrate, qui en est comme une des plus pures et des plus belles expressions. Mais il est des circonstances particulièrement difficiles et délicates, où il est presque impossible de fixer la limite entre ce que commande le devoir et ce que réclame l'humanité, circonstances qui échappent en quelque sorte à toute prescription légale et réglementaire, et vis-à-vis desquelles le médecin n'a, en réalité, d'autres guides que ses propres lumières et sa conscience. En vue de ces circonstances exceptionnelles, c'est presque trop déjà de la loi ; vouloir y ajouter encore, sous prétexte de garantie, les entraves d'un engagement qui aliénerait la liberté d'action du médecin, ce serait méconnaître, à notre avis, toute l'étendue de ses droits et de sa responsabilité. »

Comme on le voit, la solution de la question, dans ce long débat contradictoire, est restée indécise entre le *secret absolu* et ce que nous pourrions appeler le *secret restreint*. Résultat qui pouvait être facilement prévu ; car, ainsi que le dit avec raison le judicieux auteur du *Traité de déontologie médicale*, M. F. Delfau, « il sera toujours impossible, en présence d'une entrave légale, de plier à une même et unique mesure, dont le but est la discussion même de cette entrave, les choses qui dépendent des inspirations du cœur[1]. »

Quant à moi, j'ai toujours été, et je compte res-

[1] *Loc. cit.*, p. 271.

ter toujours partisan du secret absolu. J'avoue ne pas comprendre qu'on puisse y apporter la moindre restriction, sans manquer à la fois au devoir professionnel qui nous l'impose et à la loi qui nous y oblige. Dire, comme le voudrait M. le docteur Gaide, au père de famille qui vient nous questionner au sujet d'une maladie vénérienne dont il soupçonne le prétendu de sa fille d'être ou d'avoir été atteint, « ne lui donnez pas votre fille, » n'est-ce pas dévoiler le secret confié aussi bien que si nous entrions dans les détails mêmes de la maladie ? N'est-ce pas lui révéler implicitement que notre client est atteint d'une affection que nous jugeons incurable ? Mais alors, me direz-vous, faut-il donc nous croiser stoïquement les bras, selon l'expression de M. Brochin, et, sans dire mot, laisser le crime s'accomplir ? Car c'est bien un crime que médite celui qui, se sachant actuellement en proie à une maladie fatalement transmissible à sa femme et à ses enfants, ne craint pas de rechercher en mariage une jeune fille dont, au premier contact, il détruira pour jamais la santé florissante.

L'alternative est cruelle, j'en conviens, et il faut au médecin une certaine force d'âme pour rester, en pareil cas, maître de lui-même et fidèle à son devoir. Mais si la possibilité d'un tel mariage, sous le couvert de la science et de la loi, est un malheur pour la société, il y aurait pour celle-ci un plus grand dommage à laisser s'affaiblir, dans des compromis de ce genre, le principe tutélaire du secret médical, principe qui est une des nécessités mêmes de l'ordre social.

« Si quelques auteurs, dit M. le docteur Alph. Lavaux, ont voulu donner le conseil de divulguer les secrets à eux confiés, lorsqu'il s'agit de donner des renseignements sur la santé d'un individu, nous regardons cette doctrine comme n'étant pas soutenable en présence du texte même de la loi. Autrement ce serait vouloir placer le médecin dans une situation telle, qu'il ne lui serait plus possible de se retrancher derrière le secret médical, lorsqu'il viendrait à être interrogé par la justice, non plus sur une question de mariage, mais sur les suites d'un avortement, par exemple, ou sur tout autre fait dont il n'aurait été témoin qu'en sa qualité de médecin. Si la loi nous impose le devoir du secret dans le monde, elle nous a réservé le droit de nous taire devant la justice. Il ne nous appartient pas de vouloir porter atteinte à ce privilége. » (*Loc. cit.*, p. 54.)

Au surplus, les cas pareils à celui que nous supposons ici ne se présentent que très-rarement dans la pratique. Pour mon compte, je ne me rappelle avoir été questionné de la sorte que trois fois seulement dans l'espace de plus de vingt ans. Voici la réponse que j'ai faite chaque fois :

— Je regrette, monsieur, de ne pouvoir vous donner aucun des renseignements que vous me demandez. Mon devoir professionnel ainsi que la loi me l'interdisent formellement. Le mieux que vous puissiez faire, si vous tenez à donner suite à ce projet de mariage, est de prévenir le jeune homme en question de l'avertissement que vous dites avoir reçu, et de l'engager à venir ici avec vous, ou à vous remettre un écrit par lequel il m'autoriserait, sans restriction, à vous dire s'il peut ou non épouser votre fille... Maintenant, monsieur, je vous prie de ne donner à mon silence aucune interprétation favorable ou contraire au but de votre visite ; n'y voyez autre chose que mon respect pour une obligation que m'imposent, je vous le répète, les devoirs de mon ministère et les prescriptions de la loi.

Un seul de mes trois consultants est revenu le lendemain avec son futur gendre ; je dis son futur gendre, car il ne s'agissait que d'une syphilis ancienne, de forme bénigne, et dont la guérison m'a paru suffisamment assurée pour permettre le mariage, lequel fut célébré peu de jours après.

Tout ce qui précède ne s'applique, bien entendu, qu'aux secrets dont le médecin a eu connaissance *dans l'exercice de sa profession.*

« Il est évident que s'il est consulté sur la santé de tel ou tel individu qu'il connaît, non plus comme client, mais par suite de ses relations, il restera parfaitement libre dans ses appréciations, et que rien ne pourra l'empêcher de donner les conseils que son instruction et son expérience personnelle lui dicteront ; il n'y a plus là révélation de secret[1]. »

Outre les peines portées par la loi, la révélation du secret médical pourrait encore faire courir d'autres dangers au médecin qui s'en rendrait coupable. On n'a pas oublié la mort du célèbre professeur Delpech, de Montpellier, assassiné, le 29 novembre 1832, par un étranger nommé Demptos, qu'il avait traité pour un varicocèle, et sur la santé duquel il aurait donné, dit-on, des renseignements qui auraient fait manquer un projet de

[1] Alph. Lavaux, *loc. cit.*, p. 53.

mariage. Plusieurs versions ont couru sur les motifs qui ont poussé l'assassin à commettre ce crime. Voici d'après M. Alph. Lavaux, à qui j'emprunte ce récit, celle qui présente le plus de probabilités.

Avant la maladie dont Demptos avait été traité par le professeur Delpech, il devait se marier à Bordeaux avec une personne qu'il aimait passionnément. Ce projet ne réussit pas, et Demptos soupçonnant un notaire de lui avoir rendu de mauvais offices, tenta de l'assassiner. Pour ce fait, il fut arrêté et condamné à quatre années de détention, qu'il subit au fort du Ha.

Après la guérison de son varicocèle à Montpellier, et de retour à Bordeaux, il y conçut une nouvelle passion ; mais on lui annonça que des obstacles insurmontables s'opposaient à cette union. Demptos insista pour connaître les motifs du refus qu'il éprouvait, et on eut l'imprudence de lui avouer que M. Delpech, consulté sur les convenances de l'union à laquelle il aspirait, avait donné un avis qui ne lui était pas favorable. Ce fut alors qu'il conçut l'idée d'exiger de M. Delpech une rétractation, et que, ne l'ayant pas obtenue, il mit à exécution son projet de vengeance, et se suicida immédiatement après.

CINQUIÈME QUESTION

UN HOMME SE MARIE APRÈS AVOIR EU LA SYPHILIS, MAIS A UNE ÉPOQUE ASSEZ ÉLOIGNÉE POUR LUI PERMETTRE D'ESPÉRER QUE DE NOUVEAUX SYMPTÔMES NE SE REPRODUIRONT PLUS. QU'A-T-IL A CRAINDRE POUR SES ENFANTS A VENIR?

I

La syphilis peut-elle se transformer en scrofule par voie d'hérédité? — Opinions des divers auteurs sur cette question. — Observations cliniques. — Discussion. — Preuves de fait et arguments contre cette prétendue métamorphose nosologique. — Conclusion.

La plus grande préoccupation des individus qui se marient après avoir eu la syphilis constitutionnelle, quel que soit d'ailleurs le temps écoulé depuis la dernière manifestation de leur maladie, vient de la crainte de procréer des enfants syphilitiques ou tout au moins entachés de la diathèse scrofuleuse.

Voyons d'abord si cette dernière crainte est légitime.

Ce n'est pas de nos jours seulement que la syphilis a été considérée comme pouvant, par hérédité, se convertir en scrofule. L'analogie de forme et d'aspect que présentent entre elles certaines manifestations de la scrofule et de la syphilis tertiaire semble, en effet, justifier cette opinion, et l'on comprend aisément comment elle a pu venir à l'esprit d'un grand nombre de médecins, et de là se répandre dans le public, où elle est encore généralement admise. Astruc[1], Mahon[2], Bertin[3] et leurs copistes n'hésitèrent pas à attribuer les scrofules de l'enfance aux suites de la syphilis des parents. La même idée se retrouve dans les écrits de Troncin, de Rosen, d'Albers et de plusieurs autres médecins moins connus parmi ceux qui nous ont précédés.

1 *De Morbis venereis*. 2 vol. in-4. Paris, 1740.

2 *Histoire de la médecine clinique, et recherches importantes sur l'existence, la nature et la communication des maladies syphilitiques chez les femmes enceintes, chez les enfants et chez les nourrices*. Paris, in-8, 1804.

3 *Traité des maladies vénériennes chez les enfants nouveau-nés, les femmes enceintes et les nourrices*. Paris, in-8, 1810.

« *Glandulæ axillares et inguinales tumebant et habitus scrofulosus sensim se confirmabat,* » dit Albers [1], en parlant de l'évolution de la maladie chez des enfants issus de parents syphilitiques. Un peu plus tard, Baumès, de Lyon, affirmait que « la syphilis héréditaire tend à imprimer à l'économie une tournure lymphatique et scrofuleuse, à faire naître dans le corps la dégénérescence tuberculeuse qui se montre si fréquemment chez les scrofuleux [2]. » M. Ricord a également soutenu ou plutôt énoncé cette opinion, mais d'une manière vague et sans aucune preuve à l'appui.

« Non-seulement, dit-il, en parlant des accidents tertiaires, aucune de leurs sécrétions morbides n'est contagieuse par les contacts ordinaires, et ne peut être inoculée, mais encore leur influence *spécifique* sur l'hérédité semble aller toujours en décroissant, pour ne devenir plus tard qu'une des causes héréditaires des scrofules [3]. »

Malgré ces affirmations, que nous pourrions multiplier, et quelle que soit l'autorité des noms

[1] *Sur le traitement et le diagnostic des syphilides.* Bonn, 1832.

[2] *Précis théorique et pratique des maladies vénériennes* Paris, 1840.

[3] *Lettres sur la syphilis.* Paris, 1851.

qui s'y rattachent, je n'hésite pas à nier formellement cette prétendue métamorphose de la syphilis en scrofule. Je dirai d'abord que je ne l'ai jamais vue ; que jamais, sur les nombreux enfants issus de parents syphilitiques que j'ai pu observer, je n'en ai rencontré un seul cas quelque peu probant. J'ajouterai que parmi les exemples, assez rares du reste, qui en ont été cités par les auteurs, je n'en ai trouvé aucun qui soit, je ne dirai pas capable d'entraîner la conviction, mais même sur lequel on puisse établir une simple présomption. Voici entre autres deux observations rapportées par M. Baumès, et que M. Diday qui, par parenthèse, ne semble pas très-convaincu de la susdite métamorphose, a reproduites dans son *Traité de la syphilis des nouveau-nés*, à titre de documents cliniques « de la plus haute importance : »

Ire OBSERVATION. — Madame veuve B..., douée d'un tempérament sanguin, avait un mari de tempérament lymphatique sanguin. Il contracta, étant encore garçon, une vérole qui, mal traitée, persista, en donnant lieu de temps en temps à des symptômes du côté de la peau, de la gorge et surtout du système osseux. De ce mariage naquirent cinq enfants.

La première, une fille, lymphatique, eut des pustules et des ulcères syphilitiques, et succomba vers l'âge de la première dentition à une hydrocéphale aiguë.

La seconde, très-sanguine, eut, dans son enfance, un gonflement de quelques phalanges des mains et des pieds. Du sublimé, puis les eaux d'Aix la guérirent, et elle a maintenant une bonne santé.

La troisième, éminemment lymphatique, très-délicate, eut une aménorrhée, puis des hémoptysies à quatorze ans; elle est actuellement au troisième degré de la phthisie pulmonaire.

Le quatrième, un garçon, lymphatique, eut d'abord des pustules humides vers l'anus. A cinq ans, il fut pris d'une tumeur blanche avec carie au genou, et mourut peu après avoir été amputé.

La cadette, très-lymphatique, eut, dès son bas âge, des engorgements avec carie sur diverses parties du corps, notamment au coude et à la pommette.

A première vue, cette observation semblerait assez concluante. Nous y voyons, en effet, issus d'un père syphilitique, cinq enfants qui ont eu, je l'accorde, des accidents scrofuleux. Mais l'auteur oublie un détail important, et à défaut duquel son observation ne peut rien prouver : il oublie de nous dire quelle a été la santé générale des parents dans leur enfance et jusqu'à l'époque de leur mariage. Il se contente de nous apprendre que madame B... était douée d'un tempérament sanguin, et que son mari avait un tempérament lymphatique sanguin. Ces tempéraments-là n'excluent point la scrofule, et tous les médecins savent que « l'habitus prémonitoire, » pour employer une des expressions familières à M. Jaccoud, est loin d'être constant dans cette maladie. Tous les jours nous voyons des accidents scrofuleux chez des individus qui paraissent jouir d'une bonne constitution, ou du moins, dont le tempérament, à en juger par les signes extérieurs, semblerait exclure jusqu'au soupçon qu'ils puissent être affligés de cette diathèse. J'ai connu un jeune homme de trente ans plein de force et de santé, d'un tempérament plutôt sanguin que lymphatique, et qui portait néanmoins les stigmates profonds de deux caries scrofuleuses qu'il avait eues dans son enfance, l'une à la partie supérieure du fémur droit, l'autre en haut du sternum, près de la clavicule gauche.

Nous sommes donc en droit de supposer, et pour moi la chose n'est pas douteuse, que l'un des deux époux qui font le sujet de cette observation, ou peut-être même tous les deux, étaient entachés dès leur enfance du vice scrofuleux. La persistance fatale avec laquelle la maladie s'est transmise aux cinq enfants, et la gravité qu'elle a présentée chez trois d'entre eux en sont pour nous la preuve certaine. On m'accordera, dans tous les cas, que cette observation, en l'absence de tout renseignement précis sur les antécédents du père et de la mère, n'a aucune valeur démonstrative pour le sujet en question. La suivante en a encore moins, si c'est possible.

IIe Observation. — Madame veuve B..., sanguine, forte, a eu un mari lymphatique qui, à la suite d'un chancre contracté dix mois avec son mariage, conserva quelques douleurs ostéocopes, une syphilide sur le front et au cuir chevelu, symptômes qui disparaissaient et reparaissaient par intervalles. Il se maria dans cet état, qui persista à peu près pendant huit ans, au bout desquels il succomba à une pneumonie chronique.

Une première fille offrit le tempérament, la constitution et les traits de sa mère. Sauf quelques éruptions à la face et dans les cheveux, durant la première enfance, elle s'est toujours bien portée, et est à présent mariée.

La cadette, offrant, au contraire, le tempérament, la constitution et les traits de son père, eut, à quelques mois, une ophthalmie grave, puis une otorrhée double, avec engorgement des glandes du cou. Il se présenta ensuite des plaques cuivrées sur les bras, les jambes et une éruption pustuleuse sur le front. Après une adolescence traversée par une hydrocéphale aiguë, des palpitations, une incurvation latérale du rachis, une menstruation laborieuse, elle mourut, à quinze ans, de phthisie pulmonaire[1].

[1] Baumès. *Précis théorique et pratique des maladies vénériennes*, t. I, p. 178.

Il faut convenir que les partisans de la métamorphose héréditaire de la syphilis en scrofule ne sont pas difficiles, en fait de preuves, pour se contenter de pareilles observations. Comment! voilà un mari *lymphatique* qui succombe au bout de huit ans de mariage à une *pneumonie chronique;* il a deux filles, dont l'une, celle qui lui ressemble de visage et de constitution, après une enfance traversée par divers accidents scrofuleux, meurt à quinze ans, de phthisie pulmonaire. Et parce que cet homme a contracté la syphilis dix mois avant son mariage, vous en concluez que c'est à cause de cette maladie accidentelle qu'il a engendré un enfant scrofuleux? Mais ne voyez-vous pas qu'il était lui-même scrofuleux, et qu'il y a mille à parier contre un que sa prétendue pneumonie chronique dont il est mort dans la force de l'âge, n'était autre chose qu'une tuberculose pulmonaire qu'il a transmise à son enfant? Votre observation ne prouve donc absolument rien, si ce n'est ce fait vulgaire, connu de tous, que la scrofule engendre la scrofule.

Voilà à quoi se réduisent, en réalité, les preuves cliniques invoquées pour établir la transformation héréditaire de la diathèse syphilitique en diathèse scrofuleuse; nous défions qui que ce soit d'en fournir de meilleures. *A duabus disce omnes*, pourrions-nous dire au sujet de ces observations, si les quelques autres, trois ou quatre à peine, que nous avons pu trouver dans les auteurs, n'étaient encore plus insignifiantes.

Voyons maintenant si cette doctrine, que nous pourrions nommer la *transmutation des espèces nosologiques*, peut se soutenir devant le raisonnement.

Remarquons d'abord que dans les deux règnes, animal et végétal, la fixité des espèces est un principe que n'ont pu ébranler jusqu'à présent les affirmations contraires des rares partisans de la transmutation, quelle qu'ait été leur ardeur à nous prouver que nous descendons en ligne directe de l'orang-outang ou du chimpanzé. Or, sans prétendre assimiler complétement aux espèces vivantes les espèces nosologiques, on ne saurait cependant méconnaître que chacune d'elles, — je parle des maladies virulentes ou diathésiques, — forme, pour ainsi dire, un être à part, une *entité morbide*, comme on disait autrefois, offrant un ensemble de caractères individuels et vraiment spécifiques, qui permettent toujours de la reconnaître et de la distinguer de ses congénères. Par analogie, nous pouvons du moins supposer que chacune de ces espèces morbides doit, en se multipliant, soit par contagion directe, soit par hérédité, conserver ses attributs, sa physionomie propre, se maintenir, en un mot, dans sa spécificité. N'est-ce pas là, en effet, ce que nous observons? Ne voyons-nous pas chaque jour la variole, la scarlatine, la rougeole, la pustule maligne, la morve, la rage, la dartre, l'arthritis, etc., se transmettre dans leur espèce et jamais autrement? Pourquoi la syphilis ferait-elle exception à cette loi générale? Ajoutons que si la syphilis engendrait la scrofule, nous ne verrions aucune raison pour que la scrofule n'engendrât pas à son tour la syphilis, ou tout au moins ne créât pas, contre celle-ci, une immunité en faveur des individus qui en sont atteints, ce que personne, jusqu'à présent, n'a jamais observé ni osé même avancer comme simple hypothèse.

Mais voici un autre argument, ou plutôt un fait qui nous paraît décisif en faveur de la thèse que nous soutenons :

Si la syphilis, en passant ainsi du père ou de la mère à l'enfant, subissait cette dégénérescence scrofuleuse, la scrofule évidemment devrait être très-commune dans les pays où la vérole l'est elle-même. Or, tout le monde sait que, dans certaines contrées méridionales de l'Europe où la syphilis abonde, où elle sévit avec autant d'intensité que de fréquence, la scrofule est, au contraire, fort rare. Baudeloque, dans son livre sur les accouchements, avait déjà fait remarquer qu'à Palerme, où il y a beaucoup de syphilitiques, on ne rencontre que très-peu d'individus scrofuleux, tandis que dans d'autres pays, notamment dans les campagnes du nord de l'Europe, où la vérole est exceptionnelle, la scrofule est néanmoins très-commune. En serait-il ainsi, je le demande, si cette dernière maladie n'était, comme le prétendent certains auteurs, que le résultat d'une métamorphose héréditaire de la vérole ?

« Jamais la syphilis constitutionnelle, dit J. Hunter, ne se mêle ou ne se confond avec d'autres maladies ; jamais elle ne se termine en une autre affection ; au moins cela est-il extrêmement rare, bien qu'on ait soutenu le contraire[1]. »

De nos jours, M. Bazin qui, mieux que tout au-

[1] *Traité de la maladie vénérienne,* traduit par Richelot. Paris, 1859, p. 580.

tre, a su observer et décrire les maladies diathésiques, est arrivé à la même conclusion. « Quant à la syphilis tertiaire, dit-il, tout le monde s'accorde pour admettre qu'elle n'est pas transmissible dans son espèce. Mais on a prétendu que les syphilitiques arrivés à cette période léguaient à leurs enfants, non plus la syphilis elle-même, mais la scrofule. Je ne puis admettre cette manière de voir : les maladies constitutionnelles peuvent bien, en effet, coexister, mais *jamais elles ne se substituent l'une à l'autre*. Les auteurs qui, comme M. Devergie, admettent une classe mixte de scrofulo-syphilides, et ceux qui, en présence d'un diagnostic douteux, prononcent le mot si commode : scrofulate de vérole, ne font que constater la difficulté, dans certains cas, d'établir des différences entre les affections de la scrofule et celles de la syphilis[1]. »

Dans un ouvrage plus récent (*Leçons sur la scrofule*), M. Bazin, revenant sur ce sujet, n'est pas moins affirmatif. « Si les parents, dit-il, sont scrofuleux et syphilitiques, ils peuvent transmettre l'une ou l'autre maladie ou toutes les deux à la fois. *Je n'admets pas la dégénérescence ou la transformation de l'une dans l'autre par voie d'hérédité.* »

[1] *Leçons théoriques et cliniques sur les syphilides.* Paris, 1859, p. 34.

A cette autorité si compétente et si justement acceptée, nous pourrions ajouter l'opinion de M. Diday lui-même, qui, après une dissertation assez obscure sur cette même question, conclut en disant : « Pour MM. Maisonneuve et Montanier ainsi que pour moi, *la scrofule, fruit de vérole héréditaire, n'est pas absolument identique à la scrofule ordinaire.* » (*Loc. cit.*, p. 203.) — Mais, cher confrère, vous oubliez qu'il n'y a point de degrés dans l'identité ; une chose est ou n'est pas identique à une autre. Qu'est-ce donc alors que cette scrofule qui ne serait pas absolument identique à la scrofule ordinaire, si ce n'est la syphilis elle-même dans ses formes graves ?

Concluons à notre tour en disant que cette prétendue métamorphose de la syphilis en scrofule n'est qu'une pure hypothèse, ou plutôt, un vieux préjugé, que condamnent à la fois l'observation, la logique et toutes les lois connues de la pathologie générale.

Que si l'on nous demandait comment un tel préjugé a pu se répandre et s'enraciner si fortement dans le public, nous repondrions que rien n'est plus simple et plus facile à comprendre. Un jeune homme est venu à Paris pour y faire ses études ou pour s'y préparer à une carrière quelconque. Rentré dans son pays, il se marie et devient le père d'un enfant malingre, pâle, chétif, ayant, je suppose, des engorgements glandulaires, des croûtes laiteuses ou quelques autres symptômes de ce genre. On le déclare scrofuleux, et, sans se demander d'abord si ses parents n'ont pas eu dans leur enfance des accidents semblables, ou s'ils ne sont pas eux-mêmes issus de parents scrofuleux (la scrofule, on le sait, peut sauter une génération), on soupçonne aussitôt le père d'avoir contracté à Paris une *mauvaise maladie*. Un ami charitable, qui a fréquenté celui-ci pendant son séjour dans la capitale, se trouve toujours là pour affirmer que le soupçon est fondé ; et alors, sans autre information, voilà la syphilis, que dis-je? une simple blennorrhagie, moins que cela peut-être, accusées d'avoir trasmis la scrofule ! Ceci est l'histoire de chaque jour, et voilà comment un préjugé absurde se maintient et se maintiendra longtemps encore, je le crains, malgré nos efforts pour le détruire.

Les maladies constitutionnelles, a dit M. Bazin, peuvent bien coexister, mais jamais elle ne se substituent l'une à l'autre. Rien n'est plus vrai que cette proposition. La dartre, la scrofule, le cancer, la syphilis peuvent affecter simultanément l'organisme ; mais chacune de ces maladies conserve ses caractères propres, son unité pathologique. Jamais on ne les voit se combiner entre elles de manière à engendrer des formes mixtes ou hybrides. Les *syphilates de scrofule* ou les *scrofulates de vérole* ont bien pu, dans la bouche spirituelle de M. Ricord, nous égayer autrefois ; mais ce langage humoristique ne traduisait qu'une erreur. Qui de nous n'a pas vu maintes fois des accidents scrofuleux et des lésions secondaires, syphilides, alopécie, plaques muqueuses, etc., coexistant, sur un même sujet, dans toute l'intégrité de leurs signes pathognomoniques ; ou bien encore, des éruptions dartreuses, telles que l'eczéma, le prurigo, le psoriasis, etc., coincidant avec une roséole, une syphilide lenticulaire, squameuse etc., sans que jamais le voisinage de l'une fît subir à l'autre la plus petite déviation dans sa forme ou dans son aspect ? C'est là un fait d'observation vulgaire, que bien souvent j'ai fait remarquer aux élèves de ma clinique. Au moment où j'écris ces lignes, je donne mes soins à un malade qui, à la suite d'un chancre induré, a été pris d'une éruption d'ecthyma syphilitique sur les deux jambes. Cette éruption commençait à s'effacer, quand se montrèrent, dans les intervalles des pustules ecthymateuses, quelques plaques d'eczéma dartreux (*eczéma rubrum*). Aujourd'hui, l'éruption syphilitique, sauf quelques taches cuivrées marquant les points occupés par les pustules, a disparu. Mais à sa place s'étale, sur chaque jambe, la dartre eczémateuse avec tous ses caractères distinctifs, rougeur vive, suintement séro-purulent, démangeaisons, etc.

Mais il y a plus, et peut-être vais-je encore froisser ici une idée généralement reçue, une opinion admise *a priori* et sans contrôle, tant elle paraît simple et naturelle. On dit et l'on répète partout que le tempérament lymphatique et, à plus forte raison, la scrofule innée ou acquise donnent à la syphilis une gravité particulière, et font, par exemple, que telle vérole qui se serait bornée à quelque éruption légère de roséole et de plaques muqueuses, peut prendre, sous cette influence, une tout autre allure et se traduire par des pustules, des ulcères profonds, plus tard, par des lésions osseuses ou viscérales. *A priori*, je le répète, rien de plus naturel que cette supposition : le terrain est mauvais, la maladie qui s'y développe doit donc prendre elle-même une mauvaise tournure. Eh bien !

n'en déplaise à la logique, j'ose dire que l'observation clinique est loin de justifier cette opinion. Si quelques faits isolés semblent parfois lui donner raison, combien sont plus nombreux et fréquents ceux qui prouvent le contraire! Que de fois ne voyons-nous pas des syphilis bénignes chez des sujets profondément lymphatiques et même scrofuleux? J'ai cité plus haut le fait d'un jeune homme de 30 ans qui, dans son enfance, avait eu une carie scrofuleuse du fémur et une autre au sternum. Ce jeune homme, vers l'âge de 25 ans, contracta une syphilis que j'ai traitée, et qui a été aussi légère que possible : quelques taches de roséole, quelques plaques muqueuses aux amygdales, lesquelles plaques ne durèrent que cinq à six semaines, et ce fut tout; depuis lors, aucune récidive n'est venue interrompre le cours d'une santé parfaite. Rappelons-nous les inoculations de Gibert, faites à Saint-Louis sur cinq malades atteints de lupus réputés incurables, et qui cependant ne donnèrent lieu, chez tous, qu'à des syphilis d'une extrême bénignité.

Réciproquement, des syphilis graves, ainsi que je l'ai déjà fait remarquer, peuvent frapper des individus d'une excellente constitution. J'ai en ce moment pour client un homme de 38 ans, qui offre le type du tempérament sanguin. Cet homme, qui habite la campagne, où il vit dans l'aisance en exerçant la profession de meunier, est fort, vigoureux, et n'avait jamais été malade. A la suite d'un chancre énorme, situé derrière la couronne du gland, trois grosses pustules d'ecthyma se sont développées sur son front; d'autres, en plus grand nombre, sur sa poitrine, tandis que le cuir chevelu devenait le siége d'un impétigo qui en recouvre la plus grande partie, agglutinant ce qui reste de cheveux en mèches luisantes et compactes du plus triste effet. Tel est l'état présent de ce malade, sur l'avenir duquel, malgré sa robuste constitution et le bien-être qui l'entoure, je suis assez peu rassuré.

La conséquence à tirer de pareils faits, c'est que le plus ou moins de gravité de la syphilis et, pourrions-nous ajouter, de toutes les autres maladies virulentes, épidémiques ou contagieuses, dépend bien moins, comme je l'ai déjà dit, du tempérament des individus qui en sont atteints, que du degré de force des virus ou poisons miasmatiques qui les engendrent.

On a dit encore, — que n'a-t-on pas dit à propos de la syphilis? — que cette maladie altère profondément l'organisme, le débilite, et crée ainsi chez les parents une prédisposition à engendrer des enfants scrofuleux. Que la syphilis grave ait un tel effet, cela n'est pas douteux ; mais pour les syphilis légères, ou de moyenne force, pour celles que nous observons communément, j'affirme qu'il n'en est rien. Qui de nous, bien souvent, n'a pas été surpris de voir des individus, des jeunes gens, il est vrai, jouir d'une santé générale parfaite, alors qu'ils étaient en pleine vérole ! Rien dans leur habitus, comme dirait encore M. Jaccoud, qui pût faire supposer chez eux l'existence d'une telle maladie. Et cela se voit tous les jours, principalement chez les individus qu'un caractère bien trempé protége contre tout abattement moral.

Bien plus, — et vraiment je n'oserais le dire, dans la crainte d'être taxé d'exagération, si le fait n'avait été déjà constaté par d'autres, — il n'est pas rare de voir des syphilitiques dont la santé générale, un moment ébranlée dans la période prodomique, se relève bientôt et devient meilleure qu'elle n'avait été jusqu'alors. Leur teint se colore, leur appétit augmente et, par suite, leurs forces et leur embonpoint; tout, en un mot, dénote chez eux une suractivité d'assimilation nutritive. Un de mes clients, étudiant en droit, que je traite en ce moment pour une syphilis ordinaire (chancre suivi de roséole et de plaques muqueuses aux amygdales et au palais), me disait dernièrement que son père, qui ne l'avait pas vu depuis trois mois, et qui ignorait sa maladie, l'avait trouvé engraissé, ce qui est vrai.

De quoi peut dépendre un tel résultat ? Tient-il à une hygiène meilleure, à une vie plus sobre, mieux réglée, à laquelle le malade est obligé de s'astreindre dans l'intérêt de son traitement ? Cela est fort probable ; mais il faut tenir compte aussi de l'effet reconstituant du sublimé (bi-chlorure de mercure) pris à faible dose, tel que le prescrivent aujourd'hui beaucoup de médecins qui, pour le plus grand bien de leurs malades, ont enfin renoncé aux pilules de proto-iodure, la plus mauvaise de toutes les préparations mercurielles dont on puisse faire usage dans le traitement de la syphilis[1].

Ce médicament, le sublimé, qui effraye tant nos malades, la plupart encore imbus d'un préjugé absurde, loin de nuire à l'économie, exerce, au contraire, lorsqu'il est prudemment administré, une influence favorable sur la nutrition. Notre regretté confrère et ami, le docteur Liégeois, a mis

[1] Voyez mon *Traité des maladies vénériennes*, p. 588.

ce fait hors de doute, au moyen d'expériences sur l'homme et les animaux sains. MM. Basset, Richard, A. Martin et, plus récemment, M. le docteur Staub, de Strasbourg [1], l'ont également signalé. Enfin, M. le docteur Almès a obtenu le meilleur résultat de l'emploi du sublimé chez une jeune femme non syphilitique qui, par suite de couches, était tombée dans un état de maigreur et de faiblesse extrêmes. Dès la première semaine, l'appétit reprit, le sommeil revint, et bientôt on put constater le retour des forces et de l'embonpoint, l'amélioration du teint, en un mot, tous les effets de la médication reconstituante la plus efficace, effets qui ne se sont point démentis depuis quatre années [2].

Espérons que la vulgarisation de ces faits fera enfin disparaître cette crainte insensée du mercure, qui éloigne tant de malades du seul remède qui pourrait les guérir, et les livre en pâture à la cupidité des charlatans.

Maintenant, et pour en finir avec la scrofule, nous dirons qu'il ne nous répugne nullement d'ad-

[1] *Traitement de la syphilis par les injections hypodermiques de sublimé*, thèse inaug. Paris, 1872, p. 37.

[2] *Union médicale*, 1869, nº 90.

mettre que la syphilis grave, arrivée à sa période tertiaire, à cet état particulier que nous avons décrit sous le nom de *cachexie syphilitique*, puisse en favoriser la genèse par voie d'hérédité[1]. Mais la syphilis n'agit plus alors spécifiquement sur le fœtus ; elle n'agit plus que comme cause débilitante, prédisposant les parents à engendrer des enfants scrofuleux, ainsi que pourraient le faire une alimentation malsaine ou insuffisante, un séjour prolongé dans une habitation froide et humide ou toute autre mauvaise condition d'hygiène. Remarquons de plus que de tels cas sont rares, du moins parmi nous, où nous voyons l'immense majorité des syphilitiques guérir sans jamais atteindre la période tertiaire. Et quant au petit nombre de ceux qui y parviennent, sans oser soutenir avec M. Bazin que la syphilis tertiaire doive les rendre stériles, nous pouvons du moins supposer qu'il en est peu, parmi eux, qui cherchent à compliquer par un mariage ou par un accroissement de famille la triste situation à laquelle ils sont réduits.

En résumé, je crois avoir démontré que la syphilis, en agissant spécifiquement sur le fœtus,

[1] *Traité des maladies vénériennes*, p. 678.

n'engendre pas plus la scrofule que la scrofule elle-même n'engendre la syphilis ; chacune de ces maladies, dans sa transmission héréditaire, se communique dans son espèce. La seule crainte que puisse avoir, en se mariant, un individu syphilitique est donc de communiquer à sa femme ou à ses enfants la maladie dont il est atteint ; ce qui est beaucoup déjà, et doit être pour lui un motif plus que suffisant pour l'engager à réfléchir, et à ne signer son contrat qu'après avoir mis de son côté toutes les garanties qui peuvent lui donner l'espoir d'échapper à un pareil danger.

II

Transmission héréditaire de la syphilis. — Un individu syphilitique peut-il engendrer un enfant vérolé sans avoir préalablement infecté la mère avant ou après la conception? — Opinions des divers auteurs sur cette question : MM. Cullerier, Notta, Charrier, Bouchut, Ricord, H. Mireur. — Discussion. — Faits cliniques. — Conclusion.

Mon *Traité des maladies vénériennes* contient un long chapitre sur la syphilis infantile, dans lequel sont exposés, avec tous les détails que comporte ce grave sujet, les diverses conditions étiologiques qui peuvent déterminer ou favoriser la transmission héréditaire de la vérole. Je n'aurais donc, pour achever ma tâche, qu'à y renvoyer mes lecteurs, si je ne tenais à revenir sur une question depuis longtemps controversée, et qui offre, au point de vue spécial qui nous occupe ici, un intérêt de premier ordre.

Tous les médecins sont d'accord pour admettre l'hérédité maternelle de la syphilis ; tous, ou à peu près, sont unanimes pour reconnaître avec M. Cullerier que « l'hérédité maternelle de la syphilis peut avoir lieu dans toutes les circonstances, et que, dès le moment où le principe vénérien a été introduit dans la constitution d'une femme, elle pourra engendrer des enfants vérolés, n'importe à quelle époque de l'évolution de la maladie, et soit qu'elle présente actuellement des symptômes manifestes, soit, au contraire, qu'elle paraisse jouir de la santé la plus florissante [1]. »

Mais en est-il de même pour l'hérédité paternelle? En d'autres termes, *un individu syphilitique peut-il engendrer des enfants vérolés sans avoir*

[1] Cullerier, *de l'Hérédité de la syphilis*, extrait des mémoires de la Société de chirurgie. Paris, 1857; t. IV, p. 236.

préalablement infecté sa femme, soit avant la conception, soit pendant sa grossesse ?

A priori, la réponse ne semble pas douteuse. On se demande, en effet, comment le père, qui peut transmettre à son enfant sa constitution, son tempérament, les traits de son visage et jusqu'à ses aptitudes morales et intellectuelles, qui peut lui communiquer la scrofule, la dartre, le cancer, etc., ne lui communiquerait pas aussi bien le germe de la syphilis, d'une maladie dont tout son être est imprégné ? Supposer le contraire, ne serait-ce pas nier l'évidence ?... Aussi bien ne sommes-nous pas surpris de voir que la plupart des auteurs aient admis en principe et comme règle générale l'hérédité de la syphilis par l'influence exclusive du père, et aient pu faire prévaloir cette opinion qui, aujourd'hui encore, est répandue dans le public et le préoccupe au même titre, et sans plus de raison peut-être, que la susdite métamorphose de la vérole en scrofule.

Quelques médecins cependant se sont élevés contre cette manière de voir. Déjà, dans le dernier siècle, Astruc avait fait observer que l'infection par le père est moins fréquente et moins sûre que du côté de la mère. Dans un mémoire sur la transmission du virus vénérien de la mère à l'enfant, Vassal, en 1807, avait formellement nié l'influence exclusive du père. De nos jours, la discussion s'est élargie, et nous avons vu tour à tour MM. Cullerier, Notta, Charrier, Bouchut et, en dernier lieu, un de nos élèves les plus distingués, M. le docteur H. Mireur, de Marseille, venir battre en brèche le principe de l'hérédité paternelle de la syphilis avec autant de vigueur que de conviction.

« Longtemps, dit M. Cullerier, j'ai partagé la croyance générale et, quelquefois consulté par des malades affectés de symptômes de syphilis constitutionnelle sur la possibilité du mariage, je répondais que, sans danger pour la femme (M. Cullerier professait alors les idées de M. Ricord sur la non-contagiosité de la syphilis secondaire), le mariage serait très-préjudiciable aux enfants qui en pourraient naître, parce qu'ils tiendraient de leur père la vérole dont il était actuellement atteint. Les mêmes réflexions s'appliquaient à des individus déjà mariés, et qui, ayant eu des accidents primitifs plus ou moins longtemps auparavant, voyaient survenir des symptômes consécutifs.

« Cependant, j'ai vu des enfants procréés dans ces conditions, je les ai ensuite suivis depuis l'instant de leur naissance, pendant plusieurs années, et je n'ai jamais constaté sur eux le moindre symptôme syphilitique, et jamais les parents auxquels je recommandais la plus grande surveillance pour le moindre symptôme du côté de la peau ou des muqueuses qui pourrait se produire, ne se sont plaints que leurs enfants aient éprouvé des maladies en dehors de celles que l'on observe habituellement dans l'enfance. »

A l'appui de ces considérations générales, M. Cullerier rapporte les deux faits suivants :

I. — Je donnais des soins à M. de M..., âgé de trente-cinq ans, pour une affection syphilitique secondaire, caractérisée par une syphilide squameuse, des tubercules muqueux à l'anus, des ulcérations grises et superficielles de la bouche et de la gorge, des croûtes impétigineuses du cuir chevelu, de l'alopécie et un engorgement de plusieurs ganglions cervicaux. Quelques mois auparavant, il avait eu sur la verge un chancre, pour lequel aucun traitement interne n'avait été suivi, le malade étant en voyage.

Il y avait quinze jours que M. de M... était entre mes mains, et qu'il avait commencé l'usage du proto-iodure de mercure, à la dose de 5 centigrammes dans les vingt-quatre heures, lorsqu'il fut pris d'une salivation qui en nécessita la suspension. Cet accident le contraria vivement, parce qu'il avait espéré, me dit-il, être, sinon guéri, du moins assez amélioré pour pouvoir, sans danger, se marier deux semaines plus tard. Cependant, comme il y avait pour lui un intérêt très-grand et des considérations sociales très-impérieuses à contracter ce mariage, il s'y détermina malgré l'état fâcheux dans lequel il se trouvait, et en dépit de toutes les observations que je pus lui faire.

Je lui recommandai alors d'éviter surtout que sa femme ne devînt enceinte immédiatement, parce qu'à coup sûr l'enfant qu'elle mettrait au monde serait entaché du principe syphilitique. Mes avis ne furent pas suivis, et la grossesse eut lieu dès les premières approches conjugales. Peu de temps après M. de M..., obligé de quitter la France pour aller rejoindre son régiment en Afrique, me pria de surveiller la grossesse de sa femme, et surtout de donner toute mon attention à l'enfant dès qu'il serait né. C'est ce que je fis ; mais l'enfant naquit très-bien constitué, très-vigoureux, et n'a jamais présenté le moindre symptôme spécifique. Il a maintenant 8 ans, et il est l'aîné de deux autres enfants qui ont toujours été également bien portants.

II. — Un jeune homme qui avait eu des chancres, contre lesquels un traitement régulier avait été suivi, se maria au bout de six mois. C'était en province : les deux familles étaient nombreuses, des réunions fréquentes eurent lieu, et quelques excès de table, des nuits passées au bal s'ensuivirent. Le jeune homme, de retour à Paris, se plaignait de douleur, de brisures dans les membres, qu'il crut être la suite des fatigues de tout genre auxquelles il venait de se livrer.

Mais bientôt, une roséole envahit la peau, la muqueuse gutturale se prit, et les ganglions cervicaux se tuméfièrent. Je fus alors consulté : j'appris que la femme n'était pas encore grosse, et que dans ce moment même elle avait ses règles. Dans la crainte d'une fécondation contaminée, j'exposai au malade les dangers que courait un enfant procréé dans de telles circonstances, et il me promit de s'abstenir de tout rapport. Mais cette promesse fut bien vite oubliée ; d'autant plus vite qu'il voulait cacher à sa jeune femme la nature de son mal. Celle-ci devint bientôt enceinte ; sa grossesse fut heureuse ; l'enfant vint au monde fort, bien constitué, et, depuis cinq ans qu'il est né, il n'a jamais présenté rien d'anormal ou de suspect.

« Quel praticien d'ailleurs, ajoute M. Cullerier, n'a pas vu maintes fois des hommes être pris et repris, après bien des années de mariage, de symptômes syphilitiques secondaires ou tertiaires, conséquence d'accidents primitifs datant de leur jeunesse, et qui pourtant ont procréé des enfants très-bien portants, et n'ayant jamais offert le moindre symptôme spécifique ? Pour mon compte, il m'est arrivé souvent de dire à des malades, incertains sur la nature de leur affection, qu'ils avaient la vérole, et d'en recevoir cette objection qu'ils étaient pères d'enfants restés toujours sains[1]. »

Le fait suivant, rapporté par M. Diday dans son *Traité de la syphilis des nouveau-nés*, n'est pas moins remarquable que ceux qui précèdent ; il nous montre encore un enfant parfaitement sain issu d'un père syphilitique, chez lequel de nouveaux accidents se produisaient pendant la grossesse de sa femme :

En juin 1849, dit M. Diday, un jeune homme, M. D..., entre en pleurant dans mon cabinet. Il doit s'unir, dans un an, à une jeune personne que sa famille lui destine depuis son enfance ; et il a contracté un chancre il y a un mois.

[1] *Loc. cit.*, p. 235.

Le chancre étant induré, je le traitai par les pilules de proto-iodure de mercure. Comme mon client craignait surtout de n'être pas guéri à l'époque fixée, je cédai volontiers à ses désirs fréquemment réitérés, et ne lui marchandai ni les doses ni la durée de la médication spécifique.

Quinze jours ou trois semaines après sa première visite, une syphilide papuleuse se déclara, accompagnée de tubercules exulcérés des amygdales. Pendant six mois, il prit du mercure sous ma direction, de manière à affecter les gencives légèrement, mais à plusieurs reprises. Mal rassuré encore, il voulut consulter, de concert avec moi, mon honorable confrère et collègue le docteur Bottex qui, uniquement pour le satisfaire, et le jugeant bien guéri, le mit encore à l'usage de la liqueur de Van Swiéten, durant trois semaines.

M. D... se maria, et sa femme ne tarda pas à devenir enceinte. Vers le troisième mois de sa grossesse, il alla aux eaux d'Aix, et fut très-affecté de voir reparaître, pendant leur usage, la syphilide papuleuse la mieux caractérisée, ainsi que quelques plaques muqueuses à l'anus, symptômes que je pus constater.

M. D... attendit dès lors l'accouchement de sa femme avec la plus vive anxiété, redoutant de recevoir un enfant couvert de pustules !... Sa crainte heureusement fut déçue. L'enfant a maintenant plus de deux ans ; il s'est toujours parfaitement bien porté. »

Cette observation a pour nous d'autant plus de valeur, que M. Diday fait partie des quelques médecins qui croient à l'hérédité paternelle de la syphilis. Mais, chose remarquable, notre éminent confrère, dans le long chapitre qu'il consacre à cette question, n'apporte, à l'appui de son opinion, *aucune observation qui lui soit personnelle*. Nous devons en conclure que M. Diday, dans sa longue pratique, n'a jamais vu la transmission héréditaire de la syphilis par le père seul ; car il est à présumer qu'après avoir rapporté une observation qui prouve contre son opinion, il n'eût pas manqué d'en produire d'autres pour l'appuyer, s'il en avait eu, ne fût-ce qu'une seule, dans ses cartons ou même dans ses souvenirs. Or, cette pénurie complète de faits cliniques tendant à prouver l'hérédité paternelle de la syphilis, chez un médecin qui y croit, et qui, pendant plus d'un quart de siècle, et dans une ville comme Lyon, a été, à juste titre, un des spécialistes les plus occupés, prouve au moins que ce mode d'hérédité n'est pas chose très-commune.

M. Notta, observateur distingué, a publié en 1860, dans les *Archives générales de médecine*, un excellent mémoire, où nous trouvons le tableau suivant par lequel il résume ses observations :

ÉTAT DES PARENTS AU COMMENCEMENT DE LA CONCEPTION				ÉTAT DES ENFANTS	
Pères ayant des manifestations syphilitiques.	12	Mères saines.	12	Enfants sains.	12
Pères n'ayant pas de manifestation, mais ayant eu antérieurement la syphilis.	2	Mères saines.	2	Enfants sains.	2
Id. Id.	1	— Syphilis antérieure.	1	Enf. syphilitiq.	1
Pères ayant la syphilis..	3	— Syphilis.	3	Enf. syphilitiq.	3

« Si l'on jette un coup d'œil sur ce tableau, dit M. Notta, on voit que toutes les fois que la mère a été saine, et j'entends par là qu'elle n'ait jamais eu aucun accident syphilitique, ni avant ni pendant la grossesse, l'enfant est exempt de syphilis, quel que soit l'état de santé du père. Si, au contraire, la mère a eu la vérole, il y a de grandes chances pour que l'enfant ne vienne pas à terme ou qu'il ait une syphilis congénitale. »

Et l'auteur ajoute un peu plus loin : « Ces faits rassurants nous montrent la femme honnête chargée de la noble mission de la régénération de l'espèce humaine. »

Dans son *Traité de pathologie externe*, t. I, p. 779,

Follin déclare avoir rencontré dans sa pratique six faits venant à l'appui de l'opinion de M. Cullerier.

En 1862, a paru dans les *Archives générales de médecine* un mémoire de M. Charrier sur l'*hérédité syphilitique*, dans lequel l'auteur soutient aussi la même opinion. Nous lui empruntons le fait suivant :

M. D..., dit M. Charrier, vint me consulter en 1855 avec sa femme. Le mari avait une syphilide palmaire; la femme des plaques muqueuses à l'anus; elle était enceinte de huit mois. L'enfant naquit sain; mais au bout de vingt jours, il fut atteint de plaques muqueuses; il s'affaiblit, s'émacia et, malgré le traitement, il succomba un mois après.

En 1856, cette dame fit une fausse couche à quatre mois; en 1858, elle accoucha à sept mois d'un enfant qui naquit avec des pustules plates à l'anus. Le traitement avait été fort mal suivi par elle, et plusieurs manifestations de la maladie constitutionnelle avaient eu lieu.

A cette époque, en 1858, à quinze jours de distance, presque au moment de l'accouchement de sa femme, M... eut un enfant d'une maîtresse, femme parfaitement portante, et qui n'avait jamais présenté le moindre symptôme syphilitique. Cet enfant n'a jamais rien eu, et il a aujourd'hui trois ans.

« On pourra peut-être m'objecter, continue

M. Charrier, qu'il n'est pas établi d'une manière incontestable que cet enfant soit véritablement le fils de son père ; mais j'ai à répondre qu'il lui ressemble en tout point, et qu'il a, comme lui, une conformation toute particulière des pouces, que les enfants légitimes avaient également présentée.

« Ainsi donc mari et femme syphilitiques, enfants syphilitiques. Le père syphilitique a eu un enfant d'une femme qui n'a pas été infectée, et l'enfant n'a rien.

« Pour moi, cette observation est concluante. Elle contient, pour ainsi dire, l'épreuve et la contre-épreuve[1]. »

Un de nos confrères les plus distingués, M. le docteur Bouchut, a dit dans son ouvrage sur les *Maladies des nouveau-nés* : « La syphilis héréditaire peut être la provenance du père, atteint lui-même de syphilis constitutionnelle invétérée. Elle résulte de la fécondation impure du germe par le père.... » Mais bientôt, comme s'il avait regret d'avoir trop sacrifié à la tradition, et comme si la vérité, d'après son expérience, se faisait jour pour lui, M. Bouchut ajoute un peu plus loin : « Dans

[1] *Loc. cit.* p. 327.

l'état actuel de la science, *la transmission de la syphilis par le père n'est pas bien établie* et, dans presque tous les cas de syphilis héréditaire bien observée, la cause en a été trouvée chez la mère. »

Pour émettre cette idée, dit M. Cullerier à qui j'emprunte cette dernière citation, M. Bouchut s'appuie sur l'observation ; c'est aussi l'observation que j'invoque pour me croire fondé à rejeter entièrement l'influence morbide du père dans l'hérédité de la syphilis[1].

Les différentes questions relatives à l'hérédité de la syphilis n'ont jamais préoccupé beaucoup M. Ricord. Cependant, s'il faut en croire l'illustre professeur Trousseau, M. Ricord aurait émis devant lui cette opinion « qu'il n'est pas possible qu'un père vérolé puisse donner la vérole à l'enfant, si d'abord il n'a communiqué un chancre à la mère. » (*Gazette des hôpitaux*, 1846.) M. Ricord n'a jamais réclamé contre cette assertion, bien que nous lisions dans ses *Lettres sur la syphilis* l'histoire, plus amusante qu'instructive, d'un officier de cavalerie qui aurait implanté dans un ménage, jusque-là indemne de syphilis, un enfant vérolé. Mais il est probable que l'auteur lui-même n'a jamais attaché

[1] *Loc. cit.*, p. 245.

à cette observation plus d'importance qu'elle n'en mérite.

Citons enfin M. H. Mireur, dont l'*Essai sur l'hérédité de la syphilis* [1] le plus remarquable, à notre avis, de tous les travaux qui ont été publiés dans ces derniers temps sur cette importante question, restera comme un modèle d'analyse et de critique scientifiques. L'auteur, après un examen minutieux et approfondi des principaux faits et arguments invoqués par les partisans de l'hérédité paternelle, arrive à cette conclusion qui nous paraît devoir être, sur ce point, le dernier mot de la science :

« Si nous jetons maintenant un coup d'œil général sur les diverses observations que nous venons d'examiner, si nous considérons qu'elles ont été empruntées aux auteurs qui croient fermement à l'énergie de l'influence paternelle, si enfin nous remarquons que nous avons choisi, parmi toutes, celles qui paraissent imposantes et affirmatives au plus haut degré, nous ne pouvons nous empêcher de reconnaître qu'on leur a attribué une importance exagérée. Pour nous, tous les faits qui précèdent sont douteux ou au moins contestables. Et quand nous réfléchissons que sur un point de doctrine

[1] Broch. in-8 de 112 p. Paris, 1867.

aussi important, la science n'offre qu'un petit nombre de preuves concluantes, nous nous croyons autorisé à penser que la syphilis héréditaire par influence paternelle *est extrêmement rare, est exceptionnelle*[1]. »

Tel est aussi notre avis, et telle sera l'opinion de tous ceux qui, sans idée préconçue, ne demanderont leur conviction qu'à l'observation clinique sagement interprétée.

Rappelons d'abord un fait général, que j'ai signalé un des premiers, et dont l'auteur que je viens de citer a su tirer un puissant argument à l'appui de sa thèse :

« Si nous jetons un coup d'œil d'ensemble sur la société, dit M. Mireur, si nous considérons le spectacle qu'elle nous offre, nous sommes aussitôt frappés de la disproportion énorme qui existe entre le grand nombre des hommes devenus pères, après avoir subi les atteintes de la syphilis, et le nombre bien minime des enfants qui naissent avec le germe de cette terrible maladie. Cette observation générale est assurément consolante ; mais outre la satisfaction qu'on éprouve à la constater, il est

[1] *Loc. cit.*, p. 60.

impossible de ne pas en retirer pour notre sujet un enseignement précieux. Quelle maladie est devenue aujourd'hui plus commune et plus répandue que la vérole?... Il est malheureusement certain que la propagation de ce fléau s'étend de jour en jour, et cependant les cas de syphilis congénitale n'en sont pas moins fort rares. Si l'influence du père était aussi fatale que certains auteurs veulent bien le dire, si le produit de ses œuvres devait être nécessairement entaché de son mal, quel tout autre spectacle n'aurions-nous pas à déplorer? Et quel nombre considérable d'enfants syphilitiques n'aurions-nous pas chaque jour à enregistrer? »

Cela est parfaitement vrai et ne saurait être mieux dit. Or, c'est précisément cette rareté relative des enfants nés syphilitiques, rapprochée du grand nombre d'hommes qui se marient après avoir eu la vérole, qui, dès les premières années de ma pratique, m'avait inspiré des doutes sur la réalité de ce mode de transmission de la syphilis. Tout ce que j'ai vu depuis n'a fait que les confirmer. J'ajouterai même, qu'en ne tenant compte que de mon expérience personnelle, je serais conduit, comme MM. Cullerier, Notta et Charrier, à le nier absolument. Car je déclare n'avoir jamais vu, dans ma pratique, des enfants vérolés naître de pères syphilitiques, sans que la mère elle-même n'ait été préalablement infectée. « Que de clients je pourrais citer, qui se sont mariés après avoir eu la vérole, quelques-uns même en pleine période secondaire, et dont les enfants n'ont jamais présenté le plus petit symptôme qui rappelât la maladie paternelle [1] ! »

Parmi les faits de ce genre qui m'ont le plus frappé, je me bornerai à reproduire ici les trois suivants :

I. — Un jeune homme de vingt-cinq ans, de haute taille et vigoureusement constitué, venait, il y a une douzaine d'années, me consulter à mon dispensaire pour une syphilis constitutionnelle assez grave et datant de trois mois environ. Il avait le corps couvert d'une syphilide papuleuse de cou-

[1] *Aphorismes sur les maladies vénériennes*, p. 216. — Notre confrère et excellent ami, M. le Dr Belin, accoucheur distingué et très-répandu à Paris, me disait dernièrement qu'il n'avait observé, dans sa longue pratique, que *trois cas* seulement de syphilis héréditaire. A ce propos, il me racontait le fait très-instructif d'un de ses clients qui, après avoir eu une vérole des plus graves et des plus rebelles, se maria et devint le père de sept enfants, qui tous sont nés bien portants, et n'ont jamais eu depuis (l'aîné a actuellement vingt ans) le moindre symptôme de syphilis. La mère n'a jamais été malade.

leur cuivrée, des plaques ulcérées aux amygdales et une alopécie très-prononcée. Un jour où je lui recommandais de s'abstenir de tout rapport sexuel, il me répondit qu'il venait de se marier! Il le regrettait beaucoup, disait-il, mais des circonstances particulières ne lui avaient pas permis de différer son mariage, lequel avait eu lieu quinze jours auparavant.

Je me promis aussitôt d'observer les suites de cette union, et, pour ne pas perdre de vue mon malade, je lui offris d'aller le voir chez lui, ce qu'il accepta avec empressement.

Le lendemain je voyais sa femme, jeune paysanne, fraîche, bien portante et d'un tempérament lymphatique-sanguin. Deux mois plus tard, et malgré mes conseils donnés au mari, qui continuait à suivre son traitement, elle devint enceinte. A la suite d'une grossesse des plus heureuses et durant laquelle elle ne présenta aucun accident syphilitique, elle accoucha à terme d'un garçon qu'elle nourrit elle-même.

J'ai suivi cet enfant pendant sept ans, et jamais je n'ai observé sur lui la plus légère trace de syphilis ni de scrofule. Sauf quelques indispositions communes à tous les jeunes enfants, sa santé n'a pas cessé d'être parfaite. A cinq ans il était déjà grand, bien développé, et sa ressemblance avec son père ne pouvait laisser aucun doute sur sa filiation. Quant à ce dernier, ce ne fut qu'au bout de deux ans qu'il fut délivré de sa syphilis. Il eut alors un second enfant qui, comme le premier, — c'était encore un garçon, — fut nourri par sa mère, et est arrivé jusqu'à l'âge de quatre ans et demi sans jamais avoir eu le moindre symptôme suspect. Cette famille a ensuite quitté Paris et je ne l'ai plus revue.

II. — En 1864, je traitais M. G..., employé de commerce, pour une de ces syphilis qui, sans être absolument graves, sont ordinairement de très-longue durée. Après quinze à seize mois de traitement, M. G..., se croyant suffisamment guéri, songea à se marier; ce qu'il fit bientôt, malgré mon avis contraire, mais après m'avoir bien promis de s'observer attentivement et de prendre les plus minutieuses précautions pour ne rien communiquer à sa femme, si de nouveaux accidents lui revenaient.

Dans les trois premières années de son mariage, il eut deux enfants, un garçon et une fille, que j'ai pu voir plusieurs fois depuis leur naissance jusqu'en 1869, sans jamais observer sur eux la moindre lésion syphilitique.

A cette époque, madame G... devint enceinte

pour la troisième fois. Elle était au quatrième mois de sa grossesse, quand son mari fut pris d'une périostite gommeuse du tibia droit, avec gonflement de l'os et ulcération du sommet de la tumeur.

Justement effrayé, M. G... vint me voir, et m'avoua que depuis son mariage il avait eu plusieurs récidives d'accidents secondaires, assez légers toutefois, et dont il ne m'avait pas parlé dans la crainte d'encourir mes reproches. Il n'avait d'ailleurs jamais rien transmis à sa femme. Un traitement à l'iodure de potassium et des pansements iodés firent promptement cicatriser la plaie ; mais la tumeur osseuse ne disparut pas complétement.

Il avait été convenu entre M. G... et moi qu'il surveillerait avec soin son nouveau-né, et qu'il me ferait appeler s'il observait sur lui le moindre symptôme d'apparence suspecte. Il revint effectivement, mais plusieurs mois après la délivrance de sa femme, et pour m'apprendre qu'elle avait mis au monde un garçon bien portant et parfaitement constitué. Cet enfant, qui a maintenant trois ans, est resté, comme ses deux aînés, indemne de toute infection syphilitique.

III. — Dans une maison de campagne des environs de Paris, vivait, il y a quelques années, M. B..., retiré des affaires, bien qu'il fût encore assez jeune. Il était le père de cinq enfants, l'aîné n'ayant pas plus de huit ans, tous roses, frais, bien portants et faisant grand tapage dans la maison. La mère était une forte femme, d'une trentaine d'années, paraissant jouir elle-même d'une excellente santé.

En causant un jour avec ce monsieur, chez qu je me trouvais comme simple visiteur, j'aperçus sur son front, près de la racine des cheveux, une tache ronde, cuivrée, aplatie au centre et présentant à sa circonférence un relief légèrement squameux. Le doute n'était pas possible sur la nature de cette tache ; malgré mon étonnement, j'étais forcé d'y reconnaître la marque évidente, et comme le cachet d'une syphilis que M. B... ne cherchait pas, sans doute, à me dissimuler, puisqu'il restait tête nue devant moi. Baissant alors la voix, je lui demandai depuis quand il avait la vérole ?

M. B... me répondit qu'il l'avait contractée peu de temps avant son mariage. Il avait eu alors un chancre, puis de la roséole, des plaques muqueuses et divers autres accidents secondaires qui, depuis cette époque, s'étaient reproduits presque sans interruption, mais sans augmenter néanmoins de gravité. C'était peut-être pour la vingtième fois, me dit-il, que reparaissait la plaque que je lui voyais sur le front. « Du reste, ajouta-t-il, comme ma femme et mes enfants n'ont rien eu, et que ma santé générale est assez bonne, j'ai fini par en prendre mon parti et je renonce à l'espoir de me guérir. »

Ayant ensuite demandé à M. B... quel traitement il avait suivi, j'appris qu'il n'avait jamais eu recours qu'à l'homœopathie, ce qui me parut être la cause la plus probable de la longue persistance de sa maladie.

Ces trois observations peuvent se passer de commentaires. Elles nous montrent une série d'enfants tous nés en parfaite santé, bien qu'issus de pères encore placés, au moment de la procréation, sous le coup de la diathèse. On nous objectera peut-être que ces trois faits, comme ceux de MM. Cullerier, Notta, Charrier et de plusieurs autres observateurs, sont des faits négatifs, qui, par conséquent ne prouvent rien contre l'hérédité paternelle de la syphilis, si ce n'est l'inconstance de ce mode de transmission, dont la science possède plusieurs exemples. Je n'ignore pas, en effet, que dans les traités les plus récents et les plus estimés qui ont été écrits sur les maladies vénériennes, se trouvent relatées quelques observations où l'hérédité paternelle semble assez bien établie. Mais tout en tenant compte de ces faits, dont la plupart cependant, comme l'a bien prouvé M. H. Mireur, ne sont pas à l'abri de toute critique, on ne saurait méconnaître qu'ils sont en contradiction formelle avec ce qui se passe journellement.

J'ai déjà dit que dans ma pratique, une pratique de vingt ans, je n'ai pu rencontrer un seul cas de syphilis congénitale, sans que la mère n'ait été elle-même préalablement infectée. Et je répète ici, pour clore cette discussion, que le très-petit nombre des enfants qui naissent syphilitiques, comparé au nombre immense des individus qui, chaque jour, se marient après avoir eu la vérole, est et sera pour tous les esprits non prévenus, la preuve certaine, indéniable, que la transmission héréditaire de la syphilis par l'influence exclusive du père, si tant est qu'elle existe, est au moins très-rare et tout à fait exceptionnelle.

C'est là un de ces faits qu'il n'est pas permis de récuser, et devant lequel toute opinion, quelle qu'elle soit, est forcée de s'incliner.

Toutefois, l'évidence d'un fait, si grande qu'elle soit, suffit rarement, en médecine surtout, pour le faire immédiatement accepter. Beaucoup de gens se refusent à y croire, tant qu'ils n'en ont pas trouvé une explication satisfaisante ; d'autres vont même jusqu'à le nier absolument, pour peu qu'il leur paraisse en contradiction avec d'autres faits analogues ou avec certaines idées reçues. C'est ce qui est arrivé pour celui-ci. On s'est dit que, puisque la scrofule, la tuberculose, la dartre, le rhumatisme etc., sont transmissibles à l'enfant aussi bien par le père que par la mère, il serait étrange que la syphilis, qui elle aussi est une maladie générale, *totius substantiæ*, échappât à l'hérédité paternelle et ne pût être transmise que par la mère seulement.

Mais on a oublié un autre fait, qui, selon nous, permettrait d'expliquer cette exception : c'est que la syphilis, au lieu d'être, comme la scrofule, la dartre, la tuberculose, etc., une maladie presque toujours innée ou héréditaire, est, au contraire, une maladie accidentelle, que l'on contracte habituellement dans la force de l'âge, et qui, dans ses formes primitive et secondaire, est plutôt, selon la juste remarque de M. Diday, une intoxication virulente qu'une diathèse proprement dite ; c'est en quelque sorte un parasite, un hôte étranger, d'un caractère tenace, il est vrai, mais dont on parvient le plus souvent à se délivrer. Il n'y a donc rien d'étonnant ni de contraire aux lois de la pathologie, que la transmission héréditaire de la syphilis soit moindre que celle de la scrofule, de la goutte ou de toute autre de ces maladies vraiment diathésiques, dont chaque fibre, chaque cellule de l'organisme a pour ainsi dire pris l'empreinte ineffaçable dès les premiers moments de la vie embryonnaire.

Il y aurait lieu de rechercher si la scrofule acquise, si la tuberculose, le rhumatisme ou autres maladies constitutionnelles résultant de mauvaises conditions hygiéniques, telles qu'une nourriture insuffisante, une habitation froide et humide, etc., sont aussi facilement transmissibles par hérédité que la scrofule, la tuberculose et le rhumatisme innés. Aucun fait, jusqu'à présent, ne permet de répondre à cette question ; mais *a priori*, et en jugeant par analogie, il est permis de supposer qu'ils le sont moins. Quoi qu'il en soit, c'est là un sujet d'étude tout nouveau, que je crois devoir signaler à l'attention des observateurs.

Qu'il me soit permis de rappeler encore une

autre cause de l'erreur dans laquelle sont tombés les médecins, en attribuant à l'influence paternelle sur l'hérédité de la syphilis une puissance qu'elle n'a pas, ou du moins qu'elle ne possède qu'à un très-faible degré. Dans la plupart des cas où un enfant naît entaché du mal vénérien, c'est d'abord le père que l'on accuse de l'avoir implanté dans le ménage. Rarement, surtout dans les classes élevées de la société, on ose faire remonter à la mère la cause de l'affection accusatrice. Pour peu que le père avoue quelques antécédents de ce genre, voire même des accidents étrangers à la syphilis, on n'en demande pas davantage ; et, sans autre examen, on met aussitôt sur le compte de l'influence paternelle la maladie du nouveau-né. Que de fois cependant, si l'on voulait ou si l'on osait en rechercher l'origine, ne trouverait-on pas que la mère elle-même est entachée de syphilis, soit qu'elle l'ait reçue de son mari avant ou pendant sa grossesse, soit, ce qui malheureusement n'est que trop fréquent, qu'elle en ait pris ailleurs le germe délétère.

« Dans les hôpitaux spéciaux, dit M. Cullerier, où il naît des enfants syphilitiques, si l'on interroge la santé de la mère, on trouve, ou qu'elle est malade encore au moment même de l'accouchement, ou qu'elle l'a été pendant qu'elle était enceinte, ou qu'enfin elle a eu des symptômes primitifs et constitutionnels plus ou moins longtemps avant de le devenir. L'incertitude à cet égard ne résulte que de dénégations systématiques, d'un silence calculé, de l'oubli ou de l'erreur. J'ai la conviction, par suite de ce que j'ai été à même d'observer, que dans la pratique de la ville on arriverait aux mêmes résultats si, dans la recherche des antécédents des parents, on n'était retenu par maintes considérations morales et sociales que le médecin prudent ne doit pas enfreindre. »

Voilà assurément un excellent conseil que je ne saurais trop recommander à mes jeunes lecteurs.

SIXIÈME QUESTION

UN INDIVIDU SE MARIE AYANT ENCORE DES SYMPTÔMES SYPHILITIQUES APPARENTS, OU CONTRACTE LA SYPHILIS APRÈS SON MARIAGE. QUE DOIT-IL FAIRE POUR ÉVITER, OU DU MOINS, POUR ATTÉNUER AUTANT QUE POSSIBLE LES CONSÉQUENCES DE SA FAUTE ?

I

Précautions à prendre en pareil cas. — Quelle doit être la conduite du médecin pris pour confident par l'un des époux ? — Doit-il accepter ou refuser le rôle de médiateur qui peut lui être demandé ?

Si la plupart des individus qui ont eu la syphilis hésitent à se marier, et ne se décident à le faire qu'après avoir obtenu de leur médecin un avis favorable, il en est d'autres qui, moins scrupuleux et sans même attendre le temps nécessaire à leur guérison, ne craignent pas de contracter une union qui trop souvent ne sera pour eux et pour leur famille qu'une source de malheurs, ou tout au moins de regrets et de soucis. Ou bien ce sont des maris qui vont chercher ailleurs des distractions, dont le résultat est de leur faire connaître, après les douceurs du fruit défendu, les symptômes d'une maladie à laquelle ils avaient eu la chance d'échapper étant garçons. D'une façon ou de l'autre, voilà la syphilis installée dans le ménage... Il s'agit maintenant de l'empêcher de s'y propager, d'établir autour d'elle un cordon sanitaire qui puisse en protéger la femme et ses enfants à venir. Tel est le but que doit se proposer le médecin, but difficile à atteindre au milieu des conditions si favorables à la contagion que créent, à chaque instant, les exigences de la vie en commun.

Séparer les époux jusqu'à la disparition de tout symptôme contagieux serait, sans doute, le moyen le plus efficace ; mais ce moyen est bien rarement praticable. A moins de circonstances favorables et tout à fait exceptionnelles, comment justifier cette séparation, une séparation de plusieurs mois peut-être, sans faire l'aveu d'une faute qu'il faut cacher, ou sans en éveiller le soupçon ?... Toutefois, s'il n'est pas possible au mari, — je suppose toujours que c'est lui le coupable, — d'interrompre complétement ses rapports avec sa femme, il lui sera généralement facile, sous divers prétextes, d'en restreindre la fréquence, et de diminuer ainsi, tout en évitant le *soupçon*, les chances de contagion dont celle-ci est menacée.

Remarquons en outre que la seule lésion secondaire vraiment dangereuse dans les rapports sexuels, la plaque muqueuse — je ne parle pas du chancre qui exige lui une séparation absolue et pour laquelle il faut à tout prix trouver un expédient — la plaque muqueuse, dis-je, se produit assez rarement, chez l'homme, sur l'organe indispensable à l'accomplissement du devoir conjugal, circonstance qui pourra rendre moins épineuse encore la tâche du malheureux mari, placé entre le louable désir de maintenir la paix dans son ménage et l'horrible crainte de communiquer sa maladie.

Mais si les lésions secondaires se montrent assez rarement sur la muqueuse du gland ou du prépuce, elles sont, en revanche, d'une extrême fréquence, surtout chez l'homme, dans la cavité buccale. Il est bien rare, en effet, qu'un homme atteint de syphilis constitutionnelle parvienne au quatrième mois de sa maladie sans présenter dans cette région quelque accident de ce genre. Plaques muqueuses, ulcérations secondaires des lèvres, de la langue, du voile du palais, des amygdales, voilà, sans contredit, la source la plus féconde, le foyer le plus actif de l'infection syphilitique. C'est là qu'est le danger ; c'est sur ces points, par conséquent, que devront se porter toute la sollicitude et l'attention du malade. Qu'il s'examine donc fréquemment ; qu'à l'aide d'un bon miroir et d'une lumière artificielle, bien préférable pour cela à celle du jour, il passe en revue, chaque soir, ses lèvres, sa langue, le fond de sa gorge ; et, s'il y découvre la moindre apparence suspecte, qu'il évite aussitôt tout contact, toute caresse labiale capable de transmettre le poison morbide. Qu'il prenne garde aussi que sa femme ou toute autre personne se serve après lui de son verre, de sa cuiller ou d'un objet quelconque qu'il aurait pu porter à ses lèvres.

Toutes ces précautions sont pénibles, difficiles, j'en conviens ; elles exigent deux qualités rares chez l'homme : la volonté et la persévérance. Mais aussi quelle ne sera pas la satisfaction de celui à qui pareil malheur est arrivé, quand, pour prix de quelques mois de gêne et de contrainte, il aura su à la fois sauvegarder la paix de son foyer et conserver l'espoir d'obtenir une progéniture intacte !

Je n'ai pas besoin d'ajouter que le médecin, dans cette circonstance, devra soumettre son malade à un traitement d'autant plus énergique, que l'intérêt qui s'attache à sa guérison se trouve plus que doublé, puisqu'il s'agit de préserver en même temps sa femme et ses enfants à venir. Et, à ce propos, il sera bon que le médecin, s'il ne peut complétement interdire à son client ses devoirs d'époux, lui fasse au moins comprendre la nécessité de s'astreindre à certaines précautions ayant pour but d'en éluder le résultat possible. Bien que la transmission héréditaire de la syphilis par l'influence exclusive du père soit chose rare, mieux vaut cependant, n'en déplaise à quelques casuistes, se soustraire momentanément à la loi du mariage, que de courir la chance, si petite qu'elle soit, de donner le jour à un enfant vérolé, qui peut-être même infectera le sein maternel, s'il est vrai, comme l'a dit M. Depaul, que le fœtus puisse transmettre à celle qui le porte le germe infectieux qu'il aurait reçu de son père.

Et maintenant, un dernier conseil aux maris qui se trouvent dans la triste situation que je viens de décrire. Qu'ils évitent surtout toute faiblesse de cœur, tout mouvement de sensibilité qui pourrait les porter à avouer leur faute. « Péché caché est à moitié pardonné, » dit le proverbe ; mais une femme ne pardonne point un tel aveu. Si donc ils regrettent ce qu'ils ont fait, qu'ils gardent pour eux seuls leur repentir, et qu'ils n'oublient jamais cet alexandrin menaçant :

Une femme a toujours une vengeance prête !

Un homme se marie avec la syphilis ou la contracte après son mariage : c'est un grand malheur, sans doute, mais dont il est possible, à la rigueur, d'éviter, par une tactique savante, les conséquences morales et pathologiques. Avec une volonté ferme et une prudence persévérante, cet homme peut conserver l'espoir de garder pour lui seul et son secret et sa maladie. Mais que faire, si c'est la femme qui est tombée en pareille faute ? Comment en cacher les stigmates, en conjurer les suites ?.... Si, par des prodiges d'adresse et de ruse féminines, elle parvient à conserver intacte la santé de son mari, comment échapper au danger de dévoiler son secret, en donnant le jour à un enfant syphilitique, témoin irrécusable de son déshonneur ?

Dans une telle situation, il est rare qu'une femme ne prenne pas son médecin pour confident, et ne vienne pas lui demander, en même temps que les secours de son art, son intervention personnelle pour la sauver du péril. C'est ici que le rôle du médecin devient excessivement pénible et délicat. Devra-t-il repousser cette femme, l'abandonner seule et sans défense aux terribles éventualités qui la menacent? Devra-t-il la laisser dans la cruelle alternative ou de confesser sa honte ou de transmettre sa maladie?... S'il ne s'agissait que de protéger le vice contre des malheurs qui n'en sont que la juste punition, la réponse ne serait pas douteuse... Et encore, peut-être bien hésiterais-je au dernier moment, en songeant au mot sinistre, à cette implacable sentence, qu'un de nos romanciers, qui se dit chrétien, a voulu, dans ces derniers temps, substituer à la maxime évangélique.

Mais ici se présente un intérêt social de premier ordre, devant lequel doit s'effacer toute autre considération : le repos et l'honneur de la famille. Sauvegarder avant tout cet intérêt est, pour le médecin qui en est devenu le dépositaire, un devoir sacré, une obligation morale qu'il ne lui est pas permis d'éluder. Il ne saurait donc, sans manquer à ce devoir, se refuser, dans le cas présent, au rôle de médiateur qui lui est demandé, et dont il trouvera la récompense dans le sentiment du bien qu'il aura fait, en prévenant peut-être une catastrophe, et, dans tous les cas, en cherchant à limiter le mal à la seule victime qui n'ait pas le droit de s'en plaindre...

Je m'arrête, ne pouvant, pour des raisons que l'on comprendra facilement, m'étendre plus longuement sur ce point épineux de déontologie médicale. Qu'il me suffise donc de l'avoir indiqué dans ses termes généraux, laissant à chacun le soin de l'interpréter selon sa conscience, et de l'appliquer dans ses détails suivant les circonstances qui pourraient se présenter.

II

De la grossesse dans ses rapports avec la syphilis. — Faut-il soumettre à un traitement spécifique une femme enceinte dont le mari seul est syphilitique? — Que convient-il de faire dans le cas où la femme est elle-même infectée?

Nous avons dit un peu plus haut que tout homme marié ayant actuellement des symptômes syphilitiques doit, s'il ne peut complétement interrompre ses rapports avec sa femme, prendre du moins les précautions nécessaires pour en éviter le résultat possible, jusqu'au moment où, par l'effet du temps et des remèdes, sa santé sera suffisamment rétablie. Mais ce sage conseil n'est pas toujours écouté ; la passion l'emporte sur la prudence, et, un beau jour, le mari vient nous apprendre que sa femme est enceinte. Qu'y a-t-il à faire ?

Deux cas peuvent ici se présenter : Ou la femme est restée saine, ou elle a contracté la syphilis.

Premier cas. — S'il est bien démontré que la femme n'a jamais eu, à une époque quelconque antérieure à sa grossesse, le moindre accident syphilitique, et s'il résulte de l'examen auquel le médecin devra aussitôt la soumettre qu'elle est actuellement indemne de tout symptôme primitif ou secondaire, on pourrait, à la rigueur, ne lui imposer aucun traitement spécifique. Le peu de chances qu'elle a, dans ces conditions, de donner le jour à un enfant vérolé justifierait et au delà cette abstention, si l'irritabilité des voies digestives, complication inséparable, pour beaucoup de femmes, de l'état de grossesse, était chez elle assez prononcée pour faire craindre qu'elle ne supportât que difficilement la médication. Entre deux écueils, on doit choisir le moindre, et il ne faudrait pas, pour éviter une éventualité problématique, s'exposer, au danger réel de provoquer un avortement.

Mais si l'état de santé de la femme permet d'espérer une tolérance facile des spécifiques, on fera bien de les lui prescrire. N'y eût-il pour elle qu'une chance sur cent d'engendrer un enfant syphilitique, que cela suffirait pour en motiver l'emploi, que l'on devra, bien entendu, diriger avec une extrême prudence, et suspendre aussitôt qu'il apporterait le moindre trouble dans le cours de la grossesse.

Telle est, selon nous, la règle de conduite qu'il convient de suivre dans ce cas particulier. C'est, comme on le voit, une affaire d'appréciation, de tact médical, qui échappe à toute indication précise, et que je livre à la sagacité et à l'expérience pratique de mes lecteurs.

Second cas. — Une femme enceinte est actuellement atteinte d'une syphilis qui lui a été communiquée peu de temps avant la conception ou pendant sa grossesse. — Je dirai, avec M. Diday, qu'il n'y a ici qu'une seule ligne de conduite à adopter : prescrire immédiatement les antisyphilitiques, et en pousser l'administration avec toute la vigueur que comportent la constitution de la femme et la manière dont elle soutient l'action des remèdes. Si, dans le cas précédent, c'est-à-dire quand le père seul est malade, l'hésitation peut être permise, elle serait ici une faute impardonnable. La mère ayant la vérole, le fœtus n'a qu'une seule chance d'y échapper, et cette chance, ne l'oublions pas, il ne la devra qu'à un traitement énergique qui, en purifiant le milieu où il se développe, pourra peut-être en annihiler pour lui la pernicieuse influence.

On a dit, il est vrai, que le mercure pouvait provoquer l'avortement. De Blégny, en 1673, l'a avancé le premier, et, de nos jours, MM. Huguier et Colson [1] ont soutenu la même opinion. Mais cette accusation, hâtons-nous de le dire, n'est pas mieux fondée que toutes celles que l'on a, de tout temps, dirigées contre ce précieux médicament. Ici encore, comme cela est arrivé tant de fois en thérapeutique, on a attribué au remède l'effet de la maladie : *Post hoc, ergo propter hoc!* Étrange et dangereux sophisme, dont le médecin, soit dit en passant, devrait plus que tout autre se garantir, lui qui, chaque

[1] *Archives générales de médecine*, t. XVIII, p. 24.

jour, dans la pratique de son art, en est la première victime.

S'il est en pathologie une vérité rigoureusement démontrée, c'est que la syphilis, abandonnée à elle-même, est une des causes les plus puissantes de l'avortement. Les recueils scientifiques sont remplis d'observations qui le prouvent, et il est peu de praticiens qui n'aient eu l'occasion d'en rencontrer quelques exemples. M. Diday, dans son excellent *Traité de la syphilis des nouveau-nés*, en a réuni un grand nombre, parmi lesquels je citerai les deux suivants :

Bertin[1] a traité une femme de 26 ans, attaquée de pustules plates aux grandes lèvres. Elle les avait déjà eués six ans auparavant, lors de sa première grossesse, qui se termina par un avortement à six mois. Le second enfant vint à sept mois et vécut huit heures. Le troisième naquit mort à sept mois et demi. Le quatrième vint enfin à terme, mais ne vécut que dix-huit heures et présenta, en naissant, des pustules à l'anus. Le cinquième, né aussi à terme, eut des pustules aux fesses, des ulcères aux lèvres ; il mourut à six semaines.

Enfin le sixième, également affecté de pustules aux fesses et au cuir chevelu, put atteindre le quatrième

[1] *Traité des maladies vénériennes* chez les nouveau-nés, les femmes enceintes et les nourrices, Paris, 1810.

mois sans avoir été traité. On le soumit alors à l'usage du mercure, dont l'administration rétablit sa santé.

Fréd. Haase dit qu'une femme de 22 ans contracta de son mari des ulcères et des condylomes à la vulve et au gosier. Une première fille vint à huit mois morte. Il en fut de même du second enfant et du troisième. Le quatrième arriva à terme, mais avec une hydrocéphale, et mourut à sept mois. Le cinquième eut à la face un ulcère serpigineux qui ne put être guéri que par le mercure gommeux de Plenck, et il infecta sa nourrice. Le sixième naquit avec un érythème général et succomba peu de temps après.

Enfin le septième est assez bien portant; mais il a été pris de scrofules [1] vers l'âge de 2 ans. L'auteur ajoute que le père et la mère, satisfaits de leur propre santé, ont refusé de se soumettre à un traitement.

« Des coïncidences frappantes, ajoute M. Diday, prouvent ici la nature de la cause qui a déterminé l'avortement. Dans ces deux cas, les parents étaient atteints de syphilis; dans tous les deux, quelques-uns des enfants vinrent à terme avec des symptômes constitutionnels évidents; dans le premier enfin, la nature vénérienne de ces accidents chez les enfants survivants a été démontrée par leur guérison au moyen du mercure[1]. »

[1] Ce fait ne prouve pas que la syphilis se soit cette fois transformée en scrofule. Il est évident qu'une femme, après six grossesses

On s'est demandé si l'avortement produit par la syphilis provient de la maladie de la mère ou de la mort du fœtus. Sans prétendre avec Gardanne que « les femmes vérolées ont dans le col de la matrice une sensibilité particulière » qui favoriserait l'avortement, nous pouvons néanmoins concevoir qu'une femme actuellement en proie aux manifestations de la diathèse syphilitique et parvenue à un degré d'infection constitutionnelle voisin de la cachexie, n'ait plus la force nécessaire pour mener à bonne fin le travail physiologique de la gestation. Wardrop dit avoir traité une dame atteinte de syphilis, chez qui un état caractérisé par la diarrhée, de l'insomnie et des douleurs vives dans les flancs revenait périodiquement au sixième mois et amenait l'avortement.

Mais, comme le fait justement remarquer M. Diday, qui rapporte ce dernier fait, la marche des symptômes ne permet pas de croire que telle soit la cause ordinaire de l'avortement chez les femmes syphilitiques. Il est rare, en effet que cet accident se produise comme conséquence de troubles patho-

dont les suites avaient été aussi déplorables, devait se trouver dans un état de dépression organique qui l'exposait, après avoir engendré des enfants syphilitiques, à donner le jour à des enfants scrofuleux (voy. p. 187).

logiques sérieux. C'est, au contraire, au milieu d'une santé générale en apparence intacte, que les mouvements de l'enfant cessent de se faire sentir. « Quel que soit, dit M. Jules Davasse, le point de départ héréditaire, l'embryon, atteint dans son germe, succombe fréquemment avant d'avoir vu le jour. L'œuf se détache prématurément, et l'avortement est le double sacrifice qui atteint la mère dans ses espérances et le rejeton dans sa vie[1]. »

Tel est le pouvoir délétère de la syphilis sur le fœtus, qu'il peut encore s'exercer même après la disparition de toute manifestation syphilitique chez la mère. La persistance de la diathèse à l'état latent suffit pour amener ce résultat. C'est ainsi que l'on voit, chez certaines femmes, des avortements se succéder avec une obstination désespérante et qui, bien souvent, n'ont d'autre cause qu'une syphilis ancienne, dont les derniers symptômes ont depuis longtemps disparu. Dans plusieurs cas de ce genre, on a pu remarquer que la répétition des avortements s'accomplissait suivant une loi de décroissance d'après laquelle, à mesure que les fausses couches se multipliaient, la durée de la vie intra-utérine augmentait pour chaque enfant.

[1] *La Syphilis, ses formes, son unité.* Paris, 1865, p. 221.

D'autres fois, mais plus rarement, c'est une progression en sens inverse que l'on observe. On a vu aussi des mères syphilitiques donner le jour à un enfant sain entre deux ou plusieurs enfants morts avant terme ou vérolés après leur naissance. Enfin le docteur Campbell a cité le fait curieux de deux enfants jumeaux, l'un mort-né, l'autre venu au monde vivant avec des symptômes syphilitiques. Toutefois, on peut dire d'une manière générale qu'un enfant aura d'autant plus de chances de mort, que l'époque de l'infection de la mère sera plus rapprochée du moment de la conception. Mais revenons au mercure.

Non-seulement le mercure, convenablement administré, ne prédispose pas à l'avortement, mais encore on peut dire, avec Vannoni, qu'il en est un des préservatifs les plus puissants, et que, s'il n'y met pas plus souvent obstacle, c'est qu'on ne le donne ni assez tôt, ni assez longtemps. Loin donc qu'il faille attendre, comme le voulait de Blégny, pour traiter une femme enceinte affectée de syphilis, « que la grossesse soit un peu avancée, » il importe, au contraire, de la soumettre le plus promptement possible à l'usage des spécifiques, et de continuer le traitement, si rien ne s'y oppose, jusqu'au terme de la grossesse.

Plus tôt vous guérirez la mère, plus nombreuses seront pour vous les chances de préserver le fœtus de l'infection, ou du moins d'en atténuer chez lui les effets.

Il y a dans la science des observations qui nous montrent de malheureuses femmes affligées d'avortements continuels, n'accoucher d'enfants vivants et à terme qu'après avoir détruit ou suspendu par le mercure la diathèse qui en était la cause. En voici trois exemples que j'emprunte encore au livre de M. Diday :

Ranking[1] connaît un jeune homme qui fut atteint de symptômes caractérisés par deux éminents chirurgiens de *pseudo-syphilis*. Il se maria, et sa femme contracta des tubercules muqueux au périnée, aux grandes lèvres et à l'anus. Guérie par un traitement local, elle devint enceinte et avorta à près de six semaines. Une éruption cuivrée parut alors ; les antisyphilitiques furent administrés, mais très-incomplétement. Nouvelle grossesse ; avortement à cinq ou six semaines. Attribuant ces accidents à un état de faiblesse, elle va habiter la campagne, y devient encore grosse et accouche à six mois d'un en-

[1] *Abstract. of the méd. science*, p. 282.

fant mort, avec l'épiderme partout soulevé. La chimère de la pseudo-syphilis, dit Ranking, sortit alors de son esprit. Le mari et la femme firent un traitement antisyphilitique de trois mois. Depuis lors elle a eu un enfant né à terme, et qui jouit d'une parfaite santé.

Le docteur Beatty[1] donnait des soins à deux époux, affectés autrefois de maladie vénérienne, mais qui, depuis longtemps, n'en avaient plus de symptômes visibles. La femme eut successivement deux enfants nés à sept et à huit mois, qui vinrent au monde putréfiés. Elle avait suivi, entre la première et la seconde grossesse, un traitement mercuriel, mais qui fut incomplet. Elle devint de nouveau enceinte. M. Beatty lui déclara qu'il ne l'accoucherait qu'autant que M. Colles certifierait que le nouveau traitement auquel elle allait se soumettre avait été poussé assez loin. Elle le fit effectivement suivant les règles qu'on lui imposa, et accoucha, à terme, d'un enfant bien portant. Depuis lors, elle en a eu plusieurs autres également en bon état.

Un mécanicien et sa femme vinrent consulter M. Colles[2], le 5 août 1834, pour des symptômes secondaires, dont il les traita par le mercure. Avant ce traitement, elle avait eu deux avortements. Deux ans après, elle accoucha d'un enfant, bien portant en apparence, mais qui, au bout de deux mois, eut des symptômes syphilitiques très-caractérisés, et infecta une jeune fille de treize ans, domestique de la famille : il finit cependant par guérir.

[1] *Pract. observ. on the vener. dis.*, p. 267.
[2] *The Lond. and Edinb. Journ.*, 1844, p. 515.

Le père et la mère subirent de nouveau un traitement plus complet. Depuis lors, cette femme a eu un autre enfant bien portant.

Ces deux dernières observations montrent la nécessité de donner le mercure à doses assez fortes. Pris d'abord en trop petite quantité, nous voyons qu'il n'a pu empêcher l'avortement, tandis qu'il y a mis obstacle, à partir du moment où les malades ont consenti à en user plus largement.

« Il y a une telle urgence, dit M. Rollet, à prendre en considération la grossesse dans la thérapeutique de la syphilis, qu'on a vu un traitement mercuriel administré à des femmes enceintes préserver les enfants nés des premières couches, et laisser la maladie sévir sur ceux des couches ultérieures qu'on avait abandonnées à elles-mêmes. M. Diday conclut de ces faits qu'un traitement répété à chaque grossesse est nécessaire toutes les fois que des commémoratifs suspects ou une première grossesse coupée par l'avortement inspirent quelques alarmes sur l'issue d'une gestation actuelle[1].

Ce précepte est très-sage, et il n'est assurément aucun praticien qui n'approuve une telle mesure

[1] *Loc. cit.*, p. 970.

de prudence. Mais, si le père est également syphilitique, ce qui arrive le plus souvent, faut-il le soumettre en même temps que la femme au traitement spécifique ? La réponse ne saurait être douteuse : évidemment le père doit se traiter aussi longtemps que persisteront chez lui les symptômes de la maladie, ou qu'il pourra se croire menacé de nouvelles récidives. Ce n'est pas que je pense que le sperme d'un individu syphilitique puisse, même après la conception, exercer encore une influence fâcheuse sur son produit, comme l'ont prétendu quelques auteurs. Il y a là une impossibilité qui découle évidemment des données les plus élémentaires de l'anatomie et de la physiologie. Mais, si ce n'est pour le présent, au moins est-ce en vue de ses enfants à venir, que le père, si petite que soit sa part dans la transmission héréditaire de la syphilis, doit chercher à effacer en lui les dernières traces de la diathèse.

La plupart des auteurs se bornent à conseiller aux femmes enceintes affectées de syphilis l'emploi exclusif du mercure, soit en solutions ou en pilules, soit en frictions sur la peau, dans le cas où la susceptibilité intestinale, que crée l'état de grossesse, n'en permettrait pas l'usage interne. Ce traitement est-il suffisant ?

Si l'on considère que les enfants syphilitiques peuvent être atteints, même pendant la vie intra-utérine, de lésions viscérales de nature tertiaire, peut-être pensera-t-on, comme nous, qu'il serait utile d'associer au mercure l'iodure de potassium, surtout dans les trois ou quatre derniers mois de la grossesse. La syphilis héréditaire, il ne faut pas l'oublier, est, en quelque sorte, le résumé complet et comme le tableau synoptique des lésions constitutionnelles de tout ordre et de tout âge qui composent la syphilis des adultes. Ces lésions, elle les accumule et les confond, dans le même temps, sur le nouveau-né. Il faut donc, pour en garantir celui-ci, non-seulement donner du mercure à la mère, mais encore lui administrer de l'iodure de potassium, ce spécifique par excellence de la vérole tertiaire, qui toujours menace son enfant, bien qu'elle-même n'en soit pas actuellement atteinte [1].

J'ai depuis fort longtemps adopté ce mode de

[1] J'ai vu, dit M. Cullerier, comme première manifestation de la syphilis héréditaire des maladies des os et du tissu cellulaire chez des enfants dont les mères n'avaient eu, pendant ou peu de temps

traitement, et je puis dire qu'il m'a réussi au delà de mes espérances; car j'ai pu, grâce à lui, préserver de la syphilis plusieurs enfants nés dans des conditions où la transmission de la maladie semblait inévitable. Voici, entre autres faits que je pourrais rapporter ici, une observation qui ne saurait laisser aucun doute à ce sujet.

Madame X... se maria en novembre 1869 avec un de mes clients, que je traitais depuis quelques mois pour une syphilis constitutionnelle, et qui, se croyant guéri, m'a-t-il affirmé, ne prit conseil pour l'épouser, que de son désir de posséder au plus vite celle qu'il aimait... Madame X... devint immédiatement enceinte et dut contracter presque aussitôt la maladie de son mari; car elle achevait à peine le troisième mois de sa grossesse, qu'une roséole confluente, formée de taches arrondies et

après le début de leur grossesse, que des chancres ou des symptômes secondaires les plus précoces et les plus superficiels (*Mémoire de la Société de chirurgie.*) Le même fait a été signalé tout récemment par M. Charles Mauriac dans son très remarquable mémoire sur les *affections syphilitiques précoces du système osseux.* « Les affections syphilitiques du système osseux, dit notre savant confrère, sont très-communes chez les enfants. Underwood a vu une exostose du crâne sur un enfant né d'une mère infectée par son mari et qui ne s'en doutait point. » (*Gazette des hôpitaux,* 27 août 1872.)

d'un rouge sombre (érythème papuleux), lui couvrait le ventre, la poitrine, ainsi que les avant-bras et le front : croûtes noirâtres disséminées sur le cuir chevelu, alopécie très-prononcée, adénopathie cervicale, plaques muqueuses aux amygdales, qui, plus tard, s'ulcèrent profondément, tout semblait indiquer chez elle le début d'une syphilis assez grave, qu'elle devait fatalement transmettre à son enfant, si toutefois il voyait le jour, ce qui paraissait alors bien peu probable.

Je prescrivis aussitôt à madame X... des pilules de sublimé, qu'elle prit d'abord avec dégoût, mais qu'elle finit cependant par supporter assez bien, grâce à une volonté persévérante dont elle savait le prix. Vers le cinquième mois de sa grossesse, la roséole commençait à s'effacer, mais lentement ; la gorge était toujours malade, et l'alopécie persistait, ce qui était un mauvais signe. Je lui ordonnai alors de l'iodure de potassium, qu'elle prit dans du lait, à la dose de cinquante centigrammes, puis d'un gramme par jour, tout en continuant l'usage du sublimé. La grossesse suivit régulièrement son cours, et les accidents syphilitiques disparurent peu à peu, sauf quelques macules qui restaient encore, au neuvième mois, sur la poitrine et les avant-bras.

Vers la fin d'août 1870, madame X... accoucha

d'une fille assez chétive, mais bien portante, et qu'elle nourrit elle-même, d'après le conseil que je lui en avais donné. Un mois plus tard, l'ennemi marchait sur Paris, et madame X... se retira aux environs de Nantes, où elle continua à allaiter son enfant pendant trois mois. Au bout de ce temps, elle dut, n'ayant plus assez de lait, lui retirer le sein et la nourrir au biberon.

J'ai revu les époux X... après la guerre. Leur petite fille n'avait pas cessé un seul instant de se bien porter. Elle n'a rien eu sur le corps ; ni taches, ni boutons, aucun symptôme, en un mot, d'apparence suspecte. Aujourd'hui cette enfant a un peu plus de deux ans ; elle est assez grande, bien développée, et se porte à merveille. Elle a donc échappé à la syphilis, car il n'y a pas d'exemple dans la science d'enfants nés syphilitiques chez qui la maladie aurait mis plus de deux ans à se déclarer. Ce résultat, elle le doit au traitement, qui seul a pu la préserver d'une infection que l'état de sa mère, durant la gestation, devait rendre fatale, inévitable.

III

Allaitement des enfants syphilitiques ou supposés devoir l'être prochainement. — A défaut de la mère, convient-il de confier un enfant syphilitique à une nourrice saine? — Allaitement artificiel. — A quelle époque peut-on, sans danger, confier à une nourrice saine un enfant élevé d'abord au biberon, dans la crainte qu'il n'eût apporté la syphilis en naissant?

Un enfant vient au jour dans des conditions de parenté qui rendent, chez lui, extrêmement probable, sinon certain, le développement prochain de la syphilis. A qui confiera-t-on le soin de son allaitement?

Cette importante question a, de tout temps, préoccupé les médecins. En 1856, le président de la Société de médecine de la Seine, notre distingué et regretté confrère, Cazeaux, la résumait ainsi : « Un enfant de père et mère infectés vient au monde sans symptômes apparents; que convient-il de faire pour l'allaitement? Dans un cas, l'enfant peut succomber s'il n'a pas de nourrice; dans l'autre, il y a possibilité d'infection ultérieure. » Grave problème, dont la solution, diversement indiquée par les auteurs, ne présente, de quelque côté qu'on l'envisage, que des difficultés et des périls.

Voici ce que j'ai dit à ce sujet dans mon *Traité des maladies vénériennes*, et que je crois devoir reproduire ici sans autres changements que quelques additions devenues nécessaires.

Si la mère est capable de nourrir, la difficulté se trouve immédiatement tranchée. C'est elle, elle seule qui devra évidemment se charger de cette fonction, qui pour elle est sans danger. Mais si, ce qui n'arrive que trop souvent, la syphilis qui a infecté le fœtus a tari ou altéré chez elle les sources de la sécrétion mammaire ; si le lait qui lui reste est trop rare ou trop dépouillé de ses principes nutritifs pour fournir à l'enfant une alimentation suffisante, ou bien encore, si quelque accident local, un abcès, par exemple, l'empêche de donner le sein, que devra prescrire le médecin chargé par la famille de pourvoir à l'insuffisance de l'allaitement maternel ?

Certains auteurs, se préoccupant surtout du salut de l'enfant, n'ont pas craint de conseiller, dans ce cas, de le confier à une nourrice saine. A la vérité, ils recommandent une surveillance active et l'emploi de divers moyens prophylactiques, dès que la syphilis se manifestera chez le nouveau-né. La nourrice, disent-ils, devra enduire ses mamelons d'un corps gras, et cesser de donner le sein sur lequel apparaîtrait la moindre gerçure ; une médication locale énergique, la cautérisation, sera immédiatement opposée aux lésions qui, chez l'enfant, se développeraient sur les lèvres, à la langue, etc.

Ce conseil, je n'hésite pas à le dire, me paraît blâmable au plus haut point. Il suffit, en effet, de réfléchir un instant à l'intimité des rapports que nécessite entre la nourrice et son nourrisson, chaque jour et à toute heure, la fonction de l'allaitement, pour reconnaître l'impuissance radicale des précautions indiquées, supposé même qu'elles soient toujours praticables et rigoureusement observées. De quelle efficacité, je le demande, peut être le dépôt sur le mamelon d'une légère couche de beurre ou d'axonge contre les effets d'une succion prolongée pendant dix, quinze ou vingt minutes? Les bouts de sein artificiels que l'on a encore proposés offriraient-ils plus de garantie? Il est permis d'en douter, même en admettant que les nourrices, dont la négligence est bien connue, n'oublient jamais d'en faire usage. Quant à la cautérisation des lésions de la bouche chez le nouveau-né, comment l'appliquer à temps, c'est-à-dire avant tout contact? Comment savoir si une première cautérisation sera suffisante pour détruire complétement et sans retour leur pouvoir contagieux ?

Tout cela est radicalement impossible, et je ne crains pas d'affirmer qu'une nourrice, placée dans ces conditions, n'a peut-être pas une chance sur vingt de se soustraire à l'infection. De là des ennuis, des tribulations sans nombre pour les parents, responsables devant leur conscience et devant la loi du dommage causé, sans parler de la question de moralité qui pourrait porter atteinte à la considération du médecin qui s'en serait rendu le complice.

Nous ne sommes plus au temps où l'on pouvait impunément confier un enfant vérolé à une nourrice saine, où M. Ricord pouvait écrire :

« J'ai eu pendant plusieurs années un service de nourrices à l'hôpital du Midi. Dans ce service j'avais souvent des femmes affectées de simples leucorrhées ; je leur donnais à allaiter des enfants qu'on m'envoyait de la Maternité, porteurs d'accidents secondaires, et *jamais, sous mes yeux, ces nourrices n'ont été infectées*[1]. »

[1] *Lettres sur la syphilis*, 1re édit. Paris, 1851, p. 101.

Hélas! ce bon temps, l'âge d'or de la vérole, *irreparabile fugit!* En démontrant la contagiosité de la syphilis secondaire, nous avons, pourrions-nous dire, « changé tout cela. » Et si M. Ricord voulait aujourd'hui en recommencer l'expérience, dix-neuf fois sur vingt, je le répète, il verrait ses nourrices prendre la vérole de leurs nourrissons, même « sous ses yeux » et sans attendre longtemps. Car tel est le pouvoir contagieux des lésions syphilitiques chez le nouveau-né, que les rapports entre le nourrisson et la nourrice, si courts qu'ils soient, suffisent pour que la maladie se propage de l'un à l'autre, comme le prouvent les deux exemples suivants :

Une nourrice, dit M. Campbell, reçoit le *dimanche, après midi*, un enfant syphilitique, qui avait déjà été traité par l'iodure de potassium et qu'on croyait guéri. Elle s'aperçoit qu'il est encore malade ; et, pour éviter la contagion, le rend à sa mère le *jeudi*. Malgré cette précaution, elle fut néanmoins affectée d'accidents constitutionnels évidents, d'abord au sein, puis sur tout le corps.

La femme G..., appelée à Lyon pour allaiter un enfant, le vit couvert de boutons et ne voulut lui donner le sein que pendant *trois jours*. Quoiqu'elle se fût toujours bien portée et eût eu six enfants, jouissant aussi d'une bonne santé, elle vit, trois semaines après cet essai de nourrissage, trois gros boutons se développer autour de son mamelon avec engorgement des ganglions axillaires. Plus tard, céphalée, alopécie, syphilide papulo-squameuse, ulcérations aux amygdales ; en dernier lieu, des plaques muqueuses aux parties génitales. Son dernier enfant, alors âgé de 15 mois et bien portant jusque-là, prit du mal à la bouche après avoir teté le sein devenu malade, et fut ensuite couvert sur tout le corps de taches de roséole [1].

Mais, dira-t-on, si la nourrice a été prévenue de l'état de l'enfant, et que, mue par l'appât d'une indemnité, elle ait librement accepté de s'en charger à ses risques et périls, les parents et le médecin ne seront-ils pas affranchis de toute responsabilité morale ?

Pour les parents, qui ignorent quelles peuvent être les conséquences désastreuses d'un tel marché, la chose est possible. Mais il n'en est pas de même pour le médecin, qui ne sait que trop, par les tristes exemples dont la science fourmille, que la maladie à laquelle s'expose volontairement la nourrice ne menace pas seulement sa santé et sa propre existence, mais qu'elle peut encore être communiquée par elle à son mari, aux personnes qui l'entourent

[1] Diday, *loc. cit.*, p. 292.

à ses enfants présents ou à venir, à d'autres nourrissons, etc. Il y a là un véritable danger social, contre lequel ne saurait prévaloir, dans une conscience honnête, l'intérêt d'un enfant, dont la vie est d'ailleurs si gravement compromise par l'infection dont il est atteint.

Je vais plus loin, et je suppose que le marché dont il s'agit ait été conclu entre les parents et la nourrice sans l'intervention du médecin. Celui-ci devra-t-il, lorsqu'il en aura connaissance, *s'en applaudir*, comme le veut M. Diday [1], sauf, bien entendu, à exiger des parents la plus grande surveillance, et à enseigner à la nourrice les précautions à prendre pour se préserver? Ce que je viens de dire de l'insuffisance de ces précautions fait aisément prévoir ma réponse. Loin de se féliciter d'un tel état de choses, l'homme de l'art devra, à mon avis, engager les parents à séparer leur enfant de sa nourrice, sinon immédiatement, du moins dès que le plus léger symptôme annoncera, chez lui, l'explosion prochaine de la maladie. Dans ce cas, comme dans l'autre, le péril est le même, et toute transaction, toute condescendance de la part du médecin serait une faute.

[1] *Loc. cit.*, p. 364.

Bien plus, je dirai que, même dans l'hypothèse où la syphilis ne devrait atteindre que la nourrice seule, je ne consentirais pas volontiers à sacrifier la santé d'une femme jeune et vigoureuse à l'avenir toujours problématique d'un enfant vérolé.

Pour obvier aux graves inconvénients que présente, comme on le voit, l'allaitement d'un nouveau-né syphilitique, quand sa mère ne peut le nourrir elle-même, on a proposé de le confier à une nourrice déjà infectée, et qui, par conséquent, serait à l'abri d'une nouvelle contamination. Ce moyen serait certainement le meilleur, à la condition toutefois que l'infection de la nourrice remontât à une époque assez éloignée, et que sa maladie, convenablement traitée, n'ait laissé chez elle qu'une empreinte assez légère pour que son lait n'en fût pas trop altéré ni dans sa quantité, ni dans ses qualités. Mais la difficulté de trouver une femme qui réunisse ces conditions rend ce moyen à peu près impraticable. Reste donc, comme unique ressource, en attendant que l'on ait trouvé le vaccin de la vérole, l'allaitement artificiel, soit à l'aide d'une chèvre ou d'une ânesse, soit au biberon.

Ce mode d'allaitement est loin, sans doute, de

valoir le sein d'une mère ou d'une bonne nourrice; il rendra plus précaire encore l'existence déjà si menacée de l'enfant; mais entre deux périls, il faut choisir le moindre, et ici, je le répète, il n'y a pas à hésiter entre ce dernier et le danger, à peu près inévitable, de créer un foyer d'infection, dont le rayonnement peut s'étendre, dans le présent et dans l'avenir, à un nombre incalculable d'individus.

Cette nécessité, si dure qu'elle soit, de l'allaitement artificiel ne s'applique pas seulement aux nouveau-nés actuellement syphilitiques; elle s'impose également, à défaut du sein maternel, pour tout enfant venu au monde dans des conditions de parenté qui doivent faire craindre chez lui, comme nous le disions en commençant, le développement prochain de la syphilis congénitale. Hâtons-nous de dire cependant que si, malgré ces apparences, l'enfant arrivait à la fin de son quatrième mois sans avoir présenté aucun symptôme suspect, et que son existence parût menacée par la prolongation de ce mode d'allaitement, on pourrait alors le soustraire au biberon et le confier à une nourrice saine; car, ainsi que nous le verrons bientôt, il est tellement rare que la syphilis congénitale se déclare après cette époque,

que l'on peut considérer comme nul ou à peu près, le danger qu'offrirait, sous ce rapport, l'allaitement naturel. Ce danger, déjà si petit, pourrait être d'ailleurs complétement annihilé par une surveillance d'autant plus facile à exercer, que l'enfant s'éloignerait davantage du moment de sa naissance.

Pour compléter l'histoire de la syphilis des nouveau-nés, — le point noir de tous ceux qui se marient après avoir eu la vérole, — il nous resterait à en décrire ici les symptômes, à en étudier la marche, le pronostic et le traitement. Mais outre que cette étude sortirait des limites de notre sujet, elle ne pourrait que faire double emploi avec le long chapitre que je lui ai consacré dans mon *Traité des maladies vénériennes*, auquel je renvoie ceux de mes lecteurs que ces questions peuvent plus particulièrement intéresser.

IV

La syphilis et le mariage dans leurs rapports avec la médecine légale. — Transmission de la syphilis par l'allaitement. — Demandes en dommages-intérêts par des nourrices accusant leurs nourrissons de les avoir infectées.— Rôle et devoirs du médecin appelé comme expert devant les tribunaux. — Déterminer lequel des deux, du nourrisson ou de la nourrice, a infecté l'autre. — Examen de l'enfant.

« Le nouveau-né atteint de syphilis congénitale, dit M. Tardieu, peut transmettre la vérole au sein qui le nourrit; la nourrice infectée peut communiquer son mal à l'enfant qu'elle allaite. Ces deux faits, le premier comme le second, sont aujourd'hui universellement admis sans conteste. Ils sont fréquents; ils se multiplient; ils ont donné lieu déjà à de nombreux procès dans lesquels la science, il faut le reconnaître, n'a pas toujours tenu le rang qui lui appartenait[1]. »

Il eût été difficile, en effet, que la science pût tenir le rang qui lui appartient dans les procès de

[1] *Étude médico-légale sur les maladies provoquées ou communiquées*, par Ambroise Tardieu, professeur de médecine légale à la Faculté de médecine de Paris. In-8, 1864, p. 44.

ce genre, à une époque où régnait, en syphiliographie, une des erreurs les plus étonnantes que l'histoire de la médecine ait jamais enregistrées. De tous les accidents de la vérole, le chancre seul étant alors considéré comme contagieux, comment admettre la possibilité d'une infection de la nourrice par son nourrisson, lequel n'est jamais affecté, par hérédité, que de lésions constitutionnelles, de forme secondaire ou tertiaire? Et quand cette infection se produisait, quelle chance pouvait avoir la nourrice d'obtenir la réparation qui lui était due, lorsque, devant les juges, venait déposer contre elle l'implacable doctrine, qui innocentait le coupable aux dépens de la victime?

Outre le fameux passage des *Lettres sur la syphilis* que nous avons précédemment reproduit (p. 243), et que les avocats de la partie adverse ne manquaient jamais d'invoquer, il faut lire, dans ces mêmes *Lettres*, les faits étranges, surprenants, racontés par l'auteur; les expédients, les hypothèses de toute sorte imaginés par son esprit fertile pour expliquer, selon sa doctrine, les faits qui, chaque jour, venaient témoigner contre elle... Tantôt c'est un commis de magasin, faisant fonction de bonne d'enfants, qui a communiqué un chancre au nourrisson, lequel l'aurait transmis à sa nourrice; tantôt c'est un rabbin péritomiste qui a infecté le nouveau-né, en lui suçant le prépuce ; ou bien des « baisers excentriques » prodigués à la nourrice par un nourrisson de vingt ans ; sans compter ces pauvres maris rustiques, « d'une candeur extrême », le brillant officier de cavalerie déjà cité, et cet ingénieux villageois qui, pour éviter de faire un enfant à une nourrice *qui n'était pas sa femme*, lui avait communiqué deux chancres indurés placés vis-à-vis l'un de l'autre sur le côté interne de chaque mamelle[1] !... Tout cela était, j'en conviens, fort amusant ; et, plus d'une fois, nous nous sommes surpris à regretter que la science fût venue mettre un terme à ces piquantes gauloiseries, qui nous semblaient comme un joyeux écho du bon temps de Rabelais.

Les recherches modernes, en démontrant la contagiosité des accidents secondaires, et surtout, en dévoilant le mode suivant lequel s'effectue cette contagion, ont enfin rendu à la médecine légale la suprématie qui lui appartient en pareille matière. Elles ont armé le médecin légiste, chargé d'éclairer la conscience des juges, d'un moyen de contrôle dont la sûreté et la précision lui permettent, dans la plupart des cas, de dégager la vérité des obscu-

Treizième lettre, p. 97 et suiv. Paris, 1851.

rités dont se plaisent à l'entourer l'ignorance et le mensonge.

Une nourrice se plaint devant les tribunaux d'avoir été infectée par son nourrisson, et demande pour ce fait une indemnité pécuniaire ; les parents, pour repousser la responsabilité qui leur est imputée, accusent, au contraire, la nourrice d'avoir infecté leur enfant. Tels sont les termes généraux dans lesquels se posent presque toujours les procès de ce genre. Le rôle de l'expert se trouve, comme on le voit, nettement tracé : il s'agit pour lui de déterminer d'abord s'il existe un lien, une relation directe entre la maladie du nourrisson et celle de la nourrice, et ensuite de découvrir lequel des deux a reçu ou communiqué la contagion. C'est donc uniquement entre la nourrice et le nourrisson que doit se circonscrire l'investigation médico-légale ; c'est dans l'examen des lésions présentes ou des vestiges qu'elles ont laissés chez l'un et chez l'autre ; dans l'appréciation médicale des faits et des témoignages qui les concernent, que l'expert doit puiser ses éléments d'information. Peu importe pour lui de rechercher la source, le point de départ originel de la maladie ; cette recherche ne pourrait que l'embarrasser et peut-être même égarer son jugement. C'est pourquoi je n'hésite pas, bien que n'ayant pas toujours été de cet avis, à me ranger à l'opinion de M. Tardieu, qui, se fondant sur sa longue expérience, pense qu'il est bon d'exclure de tout examen médico-légal les parents du nourrisson.

« Si la visite des parents, dit M. Tardieu, ne fournit qu'un résultat négatif, elle ne sera nullement probante, les traces d'une syphilis ancienne pouvant s'être effacées, aussi bien chez le père que chez la mère. Et, dans tous les cas, elle ne sera qu'un élément de complications inutiles. Si l'enfant a la vérole congénitale, elle lui vient de toute nécessité de ses auteurs. A quoi bon les examiner? Et, puisqu'il faut tout dire, la recherche de la paternité syphilitique est, non pas interdite, mais absolument impossible. Que peut signifier une visite qui ne repose sur aucune certitude?...

« Ce qu'il faut, c'est d'établir la réalité de la maladie, et sa transmission successive d'après la date, le siége et la forme des lésions spécifiques : 1° par l'examen de l'enfant et l'appréciation des faits qui le concernent ; 2° par l'examen de la nourrice et l'appréciation des faits qui la concernent, soit directement, soit indirectement. C'est dans ces renseignements indirects, souvent fort utiles, qu'il faut ranger ce qui a trait aux propres enfants et au mari de la nourrice suspectée, ainsi qu'aux autres nourrices qui auraient participé à l'allaitement du nourrisson malade[1]. »

Le moyen de contrôle dont nous parlions tout à l'heure, et dans lequel l'expert trouvera le plus souvent un guide sûr pour reconnaître lequel des deux, du nourrisson ou de la nourrice, a infecté l'autre, nos lecteurs l'ont deviné sans doute : c'est *l'accident primitif de la vérole*, le chancre infectant, par lequel débute constamment la syphilis acquise, soit, comme nous l'avons le premier démontré, qu'elle procède d'une lésion secondaire ou congénitale, soit qu'elle ait pour origine un accident de même ordre. La recherche de cet accident qui, en général, persiste longtemps et laisse après lui des vestiges durables (cicatrice, induration, engorgement des ganglions voisins), sera donc le point capital, la base même de l'investigation à laquelle devra se livrer le médecin chargé de l'expertise.

« Le chancre, dit M. Rollet, à qui nous devons

[1] *Loc. cit.*, p. 92.

un fort beau travail sur la loi de transmission de la syphilis secondaire appliquée à la médecine légale, est comme ces médailles qu'on scelle à la première pierre d'un édifice, et qui en fixent la date pour l'avenir, avec une autorité contre laquelle ne peuvent prévaloir ni les traditions orales, ni même les preuves écrites[1]. »

Je n'ai pas besoin d'ajouter que le siége où s'est, en premier lieu, manifestée la maladie fournira également à l'expert un élément d'appréciation d'une grande valeur. Déjà, en 1550, Brassavole en avait fait ressortir toute l'importance dans les termes suivants, qui résument de la façon la plus nette les deux points essentiels de la question en litige :

« Si infans lac exsugens *circà os* pustulas contrahat, quæ extranei coloris sint, nec curari facile valeant, judica hunc morbi gallici contagium a nutrice recepisse.

« E contrario, si infans pustulas per corpus habeat, sitque prave affectus, et nutrix *in mammis ac papillis* pustulas incidat, quæ facile curari non possint, judica hanc nutricem ab infante recepisse contagium[2]. »

[1] *Recherches cliniques et expérimentales sur la syphilis.* In-8. Paris, 1861, p. 323.

[2] *De Morbo gallico,* 1550.

Ces préliminaires établis, disons maintenant comment l'expert devra procéder à l'examen de l'enfant et à celui de la nourrice, et de quelle manière il devra apprécier les faits que cette double investigation lui aura permis de constater.

Examen de l'enfant. — En premier lieu, l'expert devra s'assurer que l'enfant incriminé a bien réellement la syphilis. Il devra se mettre en garde contre divers symptômes qui, chez les enfants à la mamelle, peuvent simuler certaines éruptions syphilitiques : rougeurs ou irritations de la peau que produit si fréquemment, au voisinage de l'anus et des organes sexuels, le contact prolongé de l'urine et des matières fécales; affections catarrhales des yeux et du nez; aphthes des lèvres et de la langue; muguet, impétigo ou autres éruptions dépendant de troubles digestifs; constitution chétive, amaigrissement, etc., etc. Je ne rappelle ces faits que pour mémoire, devant nécessairement supposer chez le médecin chargé d'une telle mission une connaissance parfaite des nombreux symptômes par lesquels se traduit la syphilis héréditaire.

De tous ces symptômes, le plus commun et le

plus caractéristique est assurément la plaque muqueuse, dont le pouvoir contagieux, déjà si redoutable chez l'adulte, est plus grand encore chez le nouveau-né. Presque toujours c'est par elle que l'infection se transmet à la nourrice ou aux autres personnes qui entourent le nourrisson. La constatation de cette lésion, notamment à l'entrée de la bouche ou des narines, sera donc un indice grave à la charge du nouveau-né.

Mais c'est ici surtout que l'expert devra redoubler d'attention, afin de ne pas prendre pour une plaque muqueuse ce qui pourrait être un chancre infectant, c'est-à-dire le point de départ, le premier symptôme d'une syphilis acquise, dont il aurait alors à rechercher l'origine.

Supposons, en effet, que l'expert ait constaté chez un enfant nouveau-né la présence d'un chancre induré; d'où pourrait venir cet accident ?

Si l'on réfléchit un instant aux conditions particulières dans lesquelles se trouve placé le fœtus au moment de la parturition, il est difficile d'admettre qu'un enfant puisse contracter un chancre au passage, supposé que la mère aurait elle-même un chancre induré des parties génitales. Sans parler des eaux de l'amnios qui, au moment du passage, balayent et purifient la voie que suit le fœtus, la matière grasse et sébacée dont il est naturellement enduit le protégerait suffisamment contre tout contact dangereux. Déjà, vers le milieu du seizième siècle, Antonius Gallus et Fernel avaient observé que des accoucheurs avaient contracté des chancres aux doigts en secourant des femmes syphilitiques en travail d'enfant, alors que le produit était resté sain et sauf après avoir cheminé à travers ces régions impures : « Testor me obstetricem novisse quæ, dum mulieris inquinatæ partum exciperet, hoc morbo correpta fuit, nulla tamen fœtui noxa communicata[1]. » M. Diday a rapporté un fait semblable dont il a été témoin. Sans nier la possibilité de l'infection au passage, cet auteur déclare n'avoir pu, après bien des recherches, en rencontrer un seul exemple authentique : « Toutes les fois, dit-il, que j'ai vu noter l'apparition d'un chancre chez un nouveau-né, j'ai pu, soit par l'époque trop éloignée de l'accouchement, soit par l'intégrité constatée des organes génitaux de la mère, soit par la découverte d'un contact impur de la part d'une personne étrangère, m'assurer qu'il n'avait pas été gagné en traversant les détroits du bassin[2]. »

[1] Ant. Gallus, *de Morbo gallico*, 1540.
[2] *Traité de la syphilis des nouveau-nés*, p. 58.

En résumé, et sans nous arrêter à l'opinion fort risquée de M. Rollet, qui prétend qu'un chancre induré chez la mère, déjà éclos à l'époque de la naissance de l'enfant, « serait, pour ce dernier, la vérole congénitale, et, par suite, l'impossibilité de s'inoculer le virus syphilitique[1], » nous pouvons affirmer que l'infection au passage est un fait au moins excessivement rare, dont la science ne possède aucun exemple, et qui, par conséquent, ne saurait être invoqué dans une expertise médico-légale, où ne doivent trouver place que des faits certains, reconnus, et à l'abri de toute contestation.

En présence d'un chancre primitif, bien et dûment constaté chez un nourrisson, sur les lèvres, la langue, ou même sur toute autre partie du corps, c'est donc à la nourrice qu'il faut d'abord s'adresser pour en chercher la cause. Sans doute, on ne saurait *a priori* affirmer que ce chancre vient d'elle, puisqu'il pourrait avoir été transmis par d'autres personnes de son entourage ; mais en général, c'est sur la nourrice que l'on trouvera, en pareil cas, la source, primitive ou secondaire, de la

[1] *Loc. cit.* p. 326.

maladie du nouveau-né. En serait-il autrement, que sa responsabilité serait la même, puisque c'est à son imprudence ou à sa négligence seule que l'accident pourrait être alors imputé.

Comme on le voit, le rôle de l'expert dans l'examen de l'enfant est, sinon toujours facile, du moins fort simple et nettement défini. Son devoir, après s'être assuré que le nouveau-né a bien réellement la syphilis, est de rechercher si cette syphilis est congénitale ou si elle est acquise. C'est là qu'est véritablement le nœud de la question. Si la maladie est congénitale, c'est-à-dire héréditaire, c'est évidemment au nouveau-né ou plutôt à ses parents que la responsabilité en incombe ; si elle est acquise, c'est sur la nourrice ou sur les personnes qui auraient pu donner accidentellement des soins à l'enfant que les soupçons devront se porter ; car, ainsi que nous le disions tout à l'heure, un enfant ne peut être atteint de vérole acquise qu'après sa naissance, ce qui, sauf le cas où il serait élevé dans sa famille[1], met nécessairement hors de cause ses père et mère, quels

[1] Voyez plus loin, p. 282.

que soient d'ailleurs leurs antécédents ou l'état actuel de leur santé.

A ce propos, nous ferons remarquer que l'état syphilitique des parents ne prouverait pas d'une manière absolue que la syphilis chez l'enfant fût héréditaire ; car, ainsi que nous l'avons vu plus haut, une femme atteinte de lésions syphilitiques, même pendant sa grossesse, peut, sous l'influence d'un traitement bien dirigé, donner le jour à un enfant parfaitement sain. L'observation que nous avons rapportée (p. 237) et plusieurs faits semblables cités par les auteurs ne laissent aucun doute à cet égard. Nous pourrions invoquer encore ce fait bien connu d'un enfant sain, naissant des mêmes parents, entre deux enfants vérolés ; d'ou il résulte que la présence de la syphilis chez les frères ou les sœurs de l'enfant incriminé, pas plus que l'état de santé de ses parents, ne saurait établir la preuve certaine de l'hérédité de la syphilis chez ce dernier. Ainsi, pour le dire en passant, se trouve justifiée, même dans l'hypothèse d'un résultat positif, l'opinion de M. Tardieu sur l'inutilité de la visite des parents dans tous les procès de ce genre.

Le chancre ou les vestiges qu'il a pu laisser,

telle est donc la seule lésion dont la présence, nettement reconnue chez le nouveau-né, permet à l'expert d'affirmer que la syphilis dont un nourrisson est accusé d'avoir transmis le germe à sa nourrice, lui a, au contraire, été communiquée par celle-ci ou par d'autres personnes de son entourage. « La recherche de l'accident primitif, dit M. Rollet, est d'une telle importance, dans la question médico-légale qui nous occupe en ce moment, qu'on ne saurait y procéder avec trop de patience et de sagacité. S'il est vrai que le chancre syphilitique peut se rencontrer sur toutes les parties du corps, c'est bien chez le nouveau-né, être faible, impuissant, besoigneux, livré sans défense à une foule de personnes qui le touchent, le caressent, l'embrassent, lui donnent à boire, à manger, lui présentent le sein, soit pour l'allaiter, soit pour préparer les voies à un autre nourrisson, ou dégorger l'organe trop rempli, soit même pour se procurer des jouissances dépravées, comme il en a été usé à l'égard d'un enfant que j'ai été appelé à visiter. Le médecin expert doit donc être sur ses gardes, et se mettre en quête partout, de manière à ne laisser inexplorée aucune surface visible ou tangible[1]. »

[1] *Loc. cit.*, p. 335.

Toutefois, cette exploration minutieuse ne conduit le plus souvent qu'à un résultat négatif. Dans le plus grand nombre des cas, l'expert ne trouve sur l'enfant que des lésions de forme secondaire (plaques muqueuses, vésicules, bulles, pustules, squames, etc.). Devra-t-il immédiatement en conclure que le nouveau-né est atteint de syphilis congénitale ? Non sans doute ; car il pourrait se faire que ces lésions fussent le résultat d'une syphilis acquise, dont l'accident primitif, le chancre, aurait complétement disparu, ou se serait transformé *in situ* en plaque muqueuse, ce qui doit arriver chez le nouveau-né aussi bien que chez les femmes adultes, où nous voyons cette transformation s'opérer si fréquemment.

Mais ici vient se placer un élément d'information d'une importance capitale, et qui, dans la plupart des cas de ce genre, permettra à l'expert de trancher la difficulté. Cet élément d'information, c'est l'époque d'apparition des premiers symptômes de la syphilis congénitale.

L'enfant qui a contracté la vérole dans le sein de sa mère peut présenter, dès le moment de sa naissance, des symptômes syphilitiques de la plus haute gravité : plaques muqueuses sur tout le corps, bulles de pemphigus à la plante des pieds ou à la paume des mains, éruptions squameuses, pustuleuses, etc., lesquels symptômes se compliquent ordinairement de lésions internes, notamment du foie et des poumons, qui amènent bientôt le dépérissement et la mort. Mais telle n'est pas la marche habituelle de la syphilis héréditaire. Le plus souvent l'enfant vient au monde avec tous les attributs extérieurs d'une bonne santé ; ce n'est que plus tard, après une incubation plus ou moins longue, pendant laquelle aucun signe ne permet de reconnaître la présence de la diathèse, que se manifestent les premiers symptômes.

Or, cette incubation, dont la durée ordinaire varie entre trois et six semaines après la naissance, ne dépasse que très-rarement le quatrième mois. La science est redevable à M. Diday d'une statistique qui en fournit la preuve irrécusable, et qui d'ailleurs n'a fait que confirmer les résultats de l'observation déjà signalés par les auteurs les plus recommandables, notamment par Gibert, Trousseau, Lasègue, Bouchut et Cullerier.

Ainsi d'après Gibert [1], l'éruption se montre ordi-

[1] *Traité des maladies de la peau*, p. 475.

nairement à la fin du premier ou dans le cours du second mois de la naissance.

Trousseau et Lasègue[1] fixent la première limite à une semaine, la dernière, mais tout à fait exceptionnelle, à sept mois. Pour le plus grand nombre des cas, c'est entre le premier et le troisième mois qu'ils placent le début des symptômes.

Pour M. Bouchut[2], « l'époque à laquelle les symptômes syphilitiques se montrent chez un enfant qui en a reçu le germe par hérédité est *à peu près constamment du premier au deuxième mois* de la vie extra-utérine. »

Enfin M. Cullerier[3] évalue de trois semaines à deux mois la limite ordinaire, et à un an la limite extrême des symptômes.

Voici maintenant la statistique de M. Diday, comprenant 158 cas empruntés à divers observateurs. Sur ces 158 cas, la maladie s'est déclarée :

Avant 1 mois révolu, depuis la naissance,	chez 86
Avant 2 mois.	chez 45
Avant 3 mois.	chez 15
Avant 4 mois.	chez 7
Du 5e mois à 2 ans.	chez 5

[1] *Arch. génér. de médecine*, octobre 1847.

[2] *Transmission de la syphilis des nouveau-nés aux nourrices*, Gazette médicale, 1850.

[3] *Syphilis des nouveau-nés*, Bulletin de thérap., 1850 et 1852.

On voit, d'après ce tableau, qu'après le troisième mois révolu, il ne reste que très-peu de chances de voir apparaître la syphilis congénitale, et qu'après le quatrième mois, ces chances sont à peu près nulles, puisque, sur 158 cas, la maladie ne s'est montrée que cinq fois. D'où nous pouvons tirer cette conclusion, que la syphilis, chez un enfant sur lequel on n'aura pu constater que des symptômes de forme secondaire, devra, selon toutes les probabilités, être *considérée comme héréditaire ou acquise*, *suivant qu'elle se sera manifestée par des symptômes apparus avant ou après le troisième mois.*

Il restera encore à l'expert, pour dissiper ses derniers doutes, les indications qu'il pourra tirer de la forme et de l'évolution différentes de la syphilis acquise et de la syphilis congénitale, ainsi que l'examen comparatif de la maladie chez l'enfant et chez la nourrice, ce dont nous allons maintenant nous occuper.

V

Syphilis transmise par l'allaitement au point de vue de la médecine légale; suite. — Examen de la nourrice. — Syphilis primitive chez la nourrice et secondaire chez le nourrisson. — Chancre mammaire. — Cas où le nourrisson est mort quand la nourrice porte plainte.

Examen de la nourrice.— Supposons d'abord que la nourrice accusant son nourrisson de lui avoir communiqué la vérole soit dans le vrai; que la contagion se soit réellement opérée chez elle par le fait de l'allaitement. — C'est évidemment sur le mamelon que devra se trouver le premier symptôme de la maladie, l'indice accusateur par excellence à la charge du nouveau-né, c'est-à-dire le chancre infectant, lequel se sera nécessairement développé à une époque postérieure au début de la maladie chez l'enfant. Or, ce chancre ne diffère en rien du chancre syphilitique ordinaire transmis entre adultes. Comme ce dernier, il se présente sous la forme d'une érosion ou d'une ulcération plus ou moins large, tantôt rouge, tantôt grisâtre, à base plus ou moins indurée, avec engorgement multiple et généralement indolent des ganglions de l'aisselle.

Mais s'il importe, dans l'examen de l'enfant, de s'assurer avant tout que les symptômes observés sont réellement de nature syphilitique, il n'est pas moins nécessaire d'apporter la plus grande attention au diagnostic des lésions dont le sein de la nourrice peut être affecté. Il ne faut pas oublier que le mamelon peut être atteint, pendant l'allaitement, de gerçures ou de crevasses plus ou moins profondes, d'érosions herpétiques ou dartreuses, d'abcès, de boutons furonculeux, etc., lesquels sont susceptibles de déterminer dans l'aisselle des engorgements ganglionnaires, qui pourraient, à première vue, faire croire à une infection syphilitique.

Cette erreur de diagnostic serait d'autant plus facile à commettre, si l'on n'y prenait garde, que le chancre mammaire a précisément pour siége, cela se comprend, les parties du sein les plus exposées à s'excorier, à se crevasser, sous l'influence des efforts continuels de succion exercés par le nourrisson. Mais il suffit d'en être prévenu pour ne point y tomber ; car, pour un œil attentif, le diagnostic du chancre mammaire n'offre pas plus de difficulté que celui de tout autre chancre infectant ; il a de plus cet avantage, au point de vue des recherches médico-légales, que sa position, dans une région découverte, facile à explorer, permet le plus souvent, alors même qu'il est depuis longtemps cicatrisé, d'en constater les vestiges (cicatrice, induration, adénite axillaire), lesquels n'ont pas moins de valeur, pour l'expertise dont il s'agit, que l'ulcération elle-même dans sa période d'état.

Il va sans dire que le chancre infectant du mamelon sera suivi, dans le délai habituel, des symptômes généraux de la syphilis. Ces symptômes seront-ils plus graves que dans les cas de vérole contractée par les voies ordinaires? Quelques auteurs ont répondu affirmativement; et je dois dire ici que mon expérience personnelle tendrait à confirmer leur opinion. Dans presque tous les cas de syphilis que j'ai observés chez des nourrices infectées par leurs nourrissons, il m'a paru que la maladie présentait plus de gravité, tant par la forme et l'étendue de ses lésions, que par sa résistance au traitement et une plus grande tendance à récidiver. Mais ce n'est là, à vrai dire, qu'une simple nuance, sur laquelle l'expert ne saurait établir aucune base d'information.

Quoi qu'il en soit, lorsque, en présence d'un chancre induré du mamelon, bien et dûment constaté chez une nourrice dont les organes génitaux ne présentent actuellement aucune lésion suspecte ou ne sont affectés que secondairement, on trouvera dans la bouche du nourrisson, que nous supposons âgé de six semaines à trois mois, des plaques muqueuses ou des ulcérations secondaires, accompagnées d'autres symptômes constitutionnels, *sans trace d'accident primitif*, on pourra, en toute certitude, affirmer que c'est ce dernier qui a infecté sa nourrice.

Qui oserait, en pareil cas, soutenir aujourd'hui que la nourrice a pu recevoir ce chancre d'une autre source, de son mari, d'un amant, d'un nourrisson étranger ? Sans doute, la chose est possible, et c'est par des suppositions de ce genre, on s'en souvient, que les partisans de la non-contagiosité des accidents secondaires répondaient autrefois aux plaintes de la nourrice. Mais alors, comme le fait justement remarquer M. Rollet, ce ne serait pas la syphilis secondaire ou, du moins, la syphilis secondaire seule que l'on trouverait chez le nourrisson, mais une syphilis primitive, un chancre et, qui mieux est, un chancre plus récent que celui de la nourrice. Quant à prétendre que ce pourrait être la nourrice qui, avec son chancre primitif du mamelon, aurait communiqué des accidents secondaires au nourrisson, ce serait se mettre en désaccord complet avec la loi fondamentale et invariable de l'évolution de la syphilis acquise, qui toujours, aussi bien chez l'enfant que chez l'adulte, commence par le chancre.

Il arrive parfois que les parents de l'enfant, pour se disculper, allèguent que la mère, avant de le confier à la nourrice, lui avait d'abord donné le sein, et qu'elle n'a cependant rien contracté. Mais un tel argument ne saurait avoir aucune valeur, en présence des faits nombreux et authentiques qui établissent l'immunité spéciale de la mère contre la contagion venant de son propre enfant [1].

Maintenant, irons-nous aussi loin que M. Rollet, et soutiendrons-nous, avec lui, qu'en présence d'une nourrice ayant un chancre primitif au mamelon et d'un nourrisson qui n'aurait aucun symptôme syphilitique apparent, il faudrait encore accuser, ou du moins, fortement soupçonner ce dernier de le lui avoir transmis, sous le prétexte « qu'il n'y a guère qu'un nouveau-né syphilitique qui puisse prendre le sein où fleurit un chancre, sans en contracter un semblable à la bouche [1] ? » — Nous ferons d'abord remarquer à notre savant confrère que,

[1] Voyez le *Traité de la syphilis des nouveau-nés*, par M. Diday, p. 284 et suiv.

dans l'espèce, la vraie question n'est pas tant de savoir si le nourrisson est syphilitique, que de reconnaître si c'est lui qui a communiqué la vérole à sa nourrice. Or, un enfant peut naître avec une syphilis qui n'éclatera que du deuxième au troisième mois après sa naissance ; si pendant ce temps, un chancre, nécessairement puisé à une source étrangère, se développe sur le sein de la nourrice, l'enfant pourra continuer à teter impunément, puisqu'il porte en lui le germe d'une syphilis qui doit le mettre à l'abri de la contagion. Il pourrait se faire aussi que des parents syphilitiques, sans transmettre la syphilis à leur enfant, lui eussent communiqué l'immunité dont ils jouiraient eux-mêmes, ce qui mettrait encore le nouveau-né en dehors de toute atteinte. D'où nous pouvons conclure que le fait d'un nourrisson tetant impunément le sein d'une nourrice sur lequel « fleurirait » un chancre syphilitique, bien que pouvant faire soupçonner que ce nourrisson est atteint d'un vice héréditaire, ne saurait établir la preuve, ni même la présomption que c'est lui qui a communiqué le chancre en question, s'il ne porte actuellement aucun symptôme ni aucune trace de syphi-

[1] *Loc. cit.*, p. 329.

lis congénitale. Je ne m'étendrai pas davantage sur cette particularité, qui doit être fort rare, et dont la science ne possède aucun exemple.

Il arrive très-souvent qu'au moment où la nourrice porte plainte, l'enfant qu'elle accuse de lui avoir donné la vérole n'existe plus. Deux cas peuvent ici se présenter : ou l'enfant est mort sans que sa maladie ait été reconnue et constatée, ou bien la nourrice produit, à l'appui de sa plainte, des certificats de médecins qui établissent qu'il a succombé à une syphilis congénitale.

Dans le premier cas, il est impossible, on le comprend, d'arriver à une connaissance exacte de la vérité. Que le début de la maladie chez la nourrice, c'est-à-dire l'apparition du chancre au mamelon, ait concordé avec l'époque de l'évolution normale de la syphilis héréditaire, il est permis, j'en conviens, de soupçonner le défunt d'avoir été l'auteur de la contagion ; mais cette simple coïncidence, en l'absence de toute déposition orale ou écrite, démontrant chez ce dernier le fait d'une vérole congénitale, ne saurait fournir que des probabilités et rien de plus. Ne peut-on pas, en effet, supposer que la nourrice a voulu profiter de la mort de l'enfant pour mettre à sa charge une maladie qu'elle aurait puisée à une autre source? Les « baisers excentriques » de M. Ricord pourraient ici trouver leur place, et peut-être avec raison. Quant à la visite des parents, à laquelle ceux-ci auraient d'ailleurs le droit de se refuser, nous avons vu qu'elle ne conduirait à aucune indication certaine, puisqu'un enfant peut naître sain, bien qu'issus de parents vérolés.

Dans le second cas, c'est-à-dire quand la nourrice se présente munie de certificats attestant que l'enfant est mort de la vérole, le rôle de l'expert, sans être, comme dans le cas précédent, réduit à l'impuissance, peut devenir fort embarrassant, surtout en ce qui concerne la maladie de l'enfant. La syphilis qui l'a emporté était-elle héréditaire ou acquise? Est-ce bien lui qui l'a communiquée à sa nourrice, ou l'a-t-il, au contraire, reçue de celle-ci ou quelque autre personne de son entourage? Ce diagnostic rétrospectif ne sera pas toujours, on le comprend, chose facile à établir. Dans beaucoup de cas cependant, il sera possible à l'expert, par une étude attentive des états morbides signalés tant chez l'enfant que chez la nourrice, d'en reconstituer les éléments : en comparant les dates auxquelles se rapporte l'origine du mal chez l'un et chez l'autre, en relevant avec soin le siége des lésions, leur forme, leur marche, etc.; en tenant compte, en un mot, de toutes les circonstances propres à éclairer sa conscience et à guider son jugement.

Chez le nourrisson, — que nous supposons encore l'auteur de la contagion, — après une incubation de quelques jours à deux ou trois mois, on aura constaté la présence de plaques muqueuses sur diverses parties du corps, notamment au pourtour de l'anus et à l'entrée de la bouche et des narines, sans trace d'accident primitif. Diverses autres éruptions, telles que roséole, squames, pustules, etc., seront également signalées; le plus souvent les certificats feront mention d'un coryza rebelle, persistant, ayant donné lieu à un écoulement verdâtre et fétide; si l'autopsie a été faite, certaines lésions particulières des poumons ou du foie pourront être indiquées dans le rapport.

Chez la nourrice, l'expert apprendra qu'au début de la maladie, les parties génitales étaient absolument intactes. Le mal a commencé par le mamelon; c'est là, par conséquent, qu'il devra trouver soit le chancre, soit les vestiges qu'il a dû laisser, non-seulement sur le point qu'il occupait, mais encore dans l'aisselle correspondante. Les organes sexuels, s'ils doivent être atteints, ne le sont jamais que secondairement, et alors les plaques muqueuses qui s'y développent sont toujours accompagnées d'autres symptômes généraux qui permettent de fixer à peu de chose près l'âge de la maladie, dont l'origine récente est d'ailleurs attestée par le chancre mammaire ou ses traces encore visibles.

Si, quand il s'agit du nourrisson, c'est sur lui seul, avons-nous dit, que doit porter l'examen de l'expert, la visite des parents ne pouvant donner aucun élément certain d'appréciation, il n'en est pas de même pour la nourrice. Celle-ci a des enfants, un mari, d'autres gens de sa famille ou de son entourage qui forment, selon l'expression de M. Tardieu, « comme une pierre de touche très-délicate et très-sûre, » que l'expert doit interroger avec soin. Or, les enfants qu'elle a eus avant de se charger du nourrisson infecté sont tous nés bien portants et ont dû demeurer tels, à moins cependant qu'ils n'aient contracté la maladie après coup, soit du nourrisson, soit de leur mère, ce que l'expert pourra facilement reconnaître, d'après la nature des symptômes observés. Cette particularité se présente le plus souvent chez le dernier venu, qui, partageant le sein avec le nourrisson étranger, se trouve par cela même beaucoup plus exposé que les autres à puiser le mal à sa source.

Quant au mari de la nourrice, l'isolement auquel le condamne l'allaitement aura pu le préserver de la contagion ; mais comme ce célibat temporaire n'est pas toujours strictement observé, il peut aussi se faire qu'il ait contracté la maladie, et alors l'expert trouvera sur lui, comme sur les enfants, un chancre syphilitique, avec ou sans symptômes secondaires, et dont l'origine sera nécessairement de date plus récente que le début de la maladie chez le nouveau-né. Toutefois, la présence de ce chancre, quelque grandes que soient les probabilités pour qu'il se rattache à la syphilis du nourrisson, laquelle d'abord transmise à la nourrice aurait été ensuite communiquée par elle à son mari, — soit au moment où elle avait elle-même son chancre mammaire, soit un peu plus tard, quand les accidents secondaires ont éclaté, — la présence de ce chancre, dis-je, n'aura ici qu'une valeur relative, puisqu'il sera toujours permis de lui supposer une origine extra-conjugale. Ce n'est donc qu'à titre de renseignement et comme supplément de démonstration que l'expert pourra l'invoquer dans son rapport.

VI

Syphilis transmise par l'allaitement au point de vue de la médecine légale; suite. — Syphilis primitive chez le nouveau-né et secondaire chez la nourrice. — Chancres primitifs existant simultanément chez le nourrisson et chez la nourrice. — Accidents secondaires sans trace d'accident primitif chez tous les deux. — Conclusion.

Jusqu'à présent, nous nous sommes tenu dans l'hypothèse d'une syphilis congénitale transmise par l'enfant à sa nourrice. Supposons maintenant le cas inverse, c'est-à-dire la présence chez le nouveau-né d'un chancre primitif, avec ou sans symptômes secondaires.

J'ai dit plus haut qu'en présence d'un nouveau-né ayant aux lèvres ou ailleurs un chancre primitif, c'est à la nourrice qu'il faut d'abord s'adresser pour en chercher la cause. Si l'expert trouve chez cette nourrice une syphilis secondaire, il peut en conclure, en toute certitude, que c'est elle qui a infecté son nourrisson. Supposer le contraire serait se mettre en opposition avec toutes les lois connues de la contagion syphilitique. Et l'enfant ainsi accusé pourrait justement répondre, comme l'agneau :

> Comment l'aurais-je fait, si je n'étais pas né?

Et, en effet, l'expert reconnaîtra sans peine que l'origine du mal, chez la nourrice, remonte à une époque antérieure à celle où le nourrisson lui a été confié. S'il examine son mari, ce qu'il ne devra jamais négliger de faire en pareil cas, il pourra trouver chez lui soit une syphilis primitive, soit une syphilis secondaire, ou même tertiaire, selon qu'il est la victime ou qu'il a été l'auteur de la maladie de sa femme. Enfin, les enfants de la nourrice, et particulièrement le dernier né, pourront ou être morts prématurément ou avoir eu la syphilis congénitale et en porter encore les stigmates.

Dans la transmission de la vérole du nourrisson à sa nourrice, c'est le mamelon, avons-nous dit, qui est le siége habituel de l'accident primitif; dans le cas inverse, c'est sur les lèvres, la langue, plus rarement les amygdales du nouveau-né, que le chancre se développe. A la rigueur, il serait permis de supposer qu'il en fût autrement, et que la contagion s'effectuât de l'un à l'autre par une région différente. Mais si ce fait est possible, il doit être au moins extrêmement rare, et je n'en connais aucun exemple authentique.

Un enfant bien portant, confié à une nourrice saine, peut, pendant l'allaitement, contracter un chancre à la bouche, soit en tetant une nourrice étrangère, soit en subissant les soins ou les caresses des gens qui l'entourent. La nourrice, de son côté, peut contracter un chancre mammaire, soit en donnant le sein à un nourrisson étranger, soit par la succion d'un adulte syphilitique. Dans l'un comme dans l'autre cas, la contagion, on le comprend, ne tardera pas à s'étendre soit du nourrisson à la nourrice, soit de celle-ci au nourrisson. Nous voici donc en présence, non plus comme dans les cas précédents, d'accidents secondaires d'un côté et de chancres primitifs de l'autre, mais bien d'accidents semblables ou de même ordre, *de chancres primitifs chez le nourrisson et chez la nourrice.*

Quelle que soit l'origine du chancre contracté par le nourrisson, qu'il le tienne d'une personne étrangère ou de sa nourrice, la responsabilité de celle-ci, comme nous l'avons dit plus haut, reste la même ou à peu près, puisque le fait ne peut être imputé qu'à son imprudence ou sa mauvaise foi. Il n'y a donc pas à craindre qu'elle intente un procès aux parents de l'enfant. Le ferait-elle d'ailleurs que la présence du chancre chez ce dernier suffirait pour la convaincre immédiatement d'imposture, ou du moins pour lui prouver que, même en admettant que son chancre mammaire lui eût été communiqué par son nourrisson, les parents de ce dernier, loin d'en être responsables, seraient au contraire en droit de lui opposer une demande reconventionnelle pour le malheur dont sa négligence aurait été la cause.

M. Rollet a cherché, non sans peine, à déterminer les signes à l'aide desquels, en présence de deux chancres développés, l'un sur le nourrisson, l'autre sur la nourrice, il serait possible d'en établir l'âge respectif, ou, en d'autres termes, de reconnaître lequel des deux a engendré l'autre. Cette détermination, qui peut être intéressante en théorie, est sans utilité dans la pratique, puisque, je le répète, la présence d'un chancre chez le nouveau-né, quelle qu'en soit l'origine, ne peut être mise qu'à la charge de la nourrice. On pourrait cependant excepter le cas d'une *nourrice sur lieu* qui, ne quittant pas la famille de son nourrisson, serait évidemment en droit de lui réclamer une indemnité, s'il était établi que le chancre du nouveau-né est antérieur au sien, et qu'il n'a pu lui être communiqué que par ses parents ou par quelque autre personne de leur entourage. Mais une telle éventualité est si peu probable, que je n'ai cru devoir la signaler ici que pour rendre cette étude aussi complète que possible.

Nous venons de supposer la coexistence d'un chancre infectant chez le nourrisson et chez la nourrice, circonstance très-exceptionnelle, il est vrai, mais qu'il était utile de prévoir afin d'en dégager la signification médico-légale. Plaçons-nous maintenant à un autre point de vue, et supposons, ce qui est beaucoup moins rare, que l'on ne trouve chez l'un et chez l'autre *que des accidents secondqires*, sans trace d'accident primitif.

Chez le nouveau-né, la syphilis héréditaire ou congénitale étant beaucoup plus fréquente que la syphilis acquise, l'absence du chancre primitif est la règle. Mais il n'en est pas de même pour la nourrice : placée dans la condition où se trouvent tous les adultes, elle ne peut avoir la vérole, quelle que soit d'ailleurs la lésion, primitive ou secondaire, qui la lui aurait communiquée, sans que cette vérole ait été précédée d'un chancre, notamment d'un chancre induré. L'expert devra donc exiger d'elle des renseignements précis sur ce chancre, sur l'époque de son apparition, son siége, sa durée, sans oublier de l'interroger sur l'adénite axillaire qui a dû l'accompagner, mais qui cependant pourrait, en raison de son indolence, ne pas avoir été remarquée. Il devra lui demander également d'indiquer à quelle époque la maladie a débuté chez le nourrisson, et quel temps s'est écoulé depuis ce début jusqu'au moment où se sont déclarés les symptômes secondaires dont elle est actuellement atteinte. Les données acquises à la science sur les durées moyennes de l'incubation de la syphilis héréditaire et du chancre infectant, sur le temps minimum que peut exiger la disparition complète de ce dernier, sur l'intervalle assez régulier qui sépare son début de l'éclosion des symptômes secondaires, fourniront à l'expert des éléments de contrôle qui lui permettront, dans beaucoup de cas, d'apprécier la valeur des allégations de la nourrice.

Toutefois, ce diagnostic rétrospectif, en l'absence

de toute trace d'accident primitif chez la nourrice et chez le nourrisson, n'est guère possible que si l'époque où la nourrice porte plainte ne s'éloigne pas trop du délai maximum du développement de la syphilis congénitale, c'est-à-dire du troisième ou quatrième mois qui suit la naissance de l'enfant. Si la plainte vient plus tard, si, comme cela arrive le plus souvent, ce n'est que six ou huit mois après le début de l'allaitement que les tribunaux sont saisis de l'affaire, la difficulté de reconnaître et de décider, entre le nourrisson et la nourrice, lequel des deux a infecté l'autre, pourra devenir insurmontable; car, aux allégations de la nourrice, dont le sein ne porte aucune empreinte originelle de la maladie, les parents de l'enfant pourront répondre que c'est elle, au contraire, qui lui a communiqué la syphilis. Ils pourront soutenir qu'étant déjà sous l'influence de la diathèse au moment où elle s'est chargée de l'allaitement, elle a été prise ensuite de plaques muqueuses au mamelon, lesquelles ont transmis à leur enfant le germe de la vérole dont il porte actuellement les symptômes. L'expert, il est vrai, ne trouvera sur ce dernier aucun vestige de chancre primitif; mais il sera toujours permis de supposer, eu égard au temps écoulé, que ce prétendu chancre a disparu, et cela, avec une apparence de raison d'autant plus grande, que les symptômes d'une syphilis héréditaire, à cette époque éloignée de leur début, peuvent s'être modifiés et avoir perdu les caractères qui permettent généralement de les distinguer de ceux qui appartiennent à la syphilis acquise. Or, si la nourrice ne produit, à l'appui de sa demande, aucun certificat médical, aucun témoignage indiquant quels ont été chez elle et son nourrisson le début et la marche de la maladie, l'expert pourra se trouver dans l'impossibilité de se prononcer. Ajoutons que les parents ne manqueront pas d'opposer à la nourrice cette absence de toute constatation médicale, et d'en tirer contre elle la preuve, ou d'une négligence impardonnable, ou, tout au moins, d'un parti pris, dans un but facile à comprendre, d'éviter toute visite compromettante.

Concluons donc, avec M. Rollet, que l'accident primitif faisant défaut, l'empreinte première de la maladie étant effacée, « si nous apprécions ce qui nous manque quand nous en sommes privés, ce qui est l'exception, nous devons apprécier au même degré toute son importance lorsque nous l'avons à notre disposition, ce qui est la règle ; et que, somme toute, le chancre primitif est comme le pivot sur lequel doit rouler désormais toute la médecine légale, de la syphilis transmise entre nourrices et nourrissons. »

C'est, en effet, ce que nous établissions nous-même implicitement le jour où, pour la première fois, nous annoncions que la syphilis communiquée par une lésion secondaire, aussi bien que celle qui dérive d'un accident primitif, a constamment un chancre pour point de départ.

VII

Syphilis transmise par la vaccination. — Questions médico-légales qui s'y rattachent. — Un enfant infecté par du virus vaccin pris sur un sujet syphilitique communique la vérole à sa nourrice : sur qui devra porter la responsabilité?

Pour terminer cette longue et difficile étude médico-légale de la syphilis entre nourrices et nourrissons, il nous reste à signaler un dernier fait qui, le cas échéant, pourrait donner lieu à des contestations judiciaires du genre de celles dont nous venons de nous occuper : je veux parler de la syphilis transmise par la vaccination, dont aucun auteur, jusqu'à présent, ne s'est encore occupé à ce point de vue.

Il n'est plus permis de douter aujourd'hui que du vaccin pris sur un sujet syphilitique et inoculé à un individu sain puisse lui transmettre la syphilis en même temps que la vaccine. Quel que soit l'agent de cette transmission, que ce soit le sang, comme le voudrait un théoricien de Lyon, ou la sérosité vaccinale elle-même, comme nous croyons l'avoir démontré, le fait n'en est pas moins certain. Il suffit, pour s'en convaincre, de lire les nombreuses observations qui en ont été publiées dans ces dernières années, tant en France qu'à l'étranger, et que M. le professeur Depaul a recueillies et analysées avec le plus grand soin dans son remarquable *Rapport à l'Académie de médecine*, du 29 novembre 1864[1]. Disons en passant que notre éminent confrère et ami ne paraît pas éloigné de partager entièrement notre opinion sur la nature du véhicule qui transmet dans cette circonstance le germe syphilitique et qui, je le répète, n'est autre chose que la sérosité vaccinale elle-même, sans qu'il soit nécessaire, en aucun cas, d'y faire intervenir la présence accidentelle des globules sanguins.

[1] *De la Syphilis vaccinale;* communications à l'Académie de médecine, par MM. Depaul, Ricord, Jules Guérin, etc., in-8. Paris, 1865, p. 1.

Après avoir minutieusement décrit les conditions anatomiques dans lesquelles se produit la sérosité vaccinale, et prouvé sans réplique qu'elle provient uniquement d'une exsudation des capillaires du derme, M. Depaul se demande, avec juste raison, « en quoi le mélange de quelques globules sanguins pourrait changer les qualités fondamentales du liquide, et lui donner la propriété de communiquer la syphilis [1]. » A l'appui de son opinion, M. Depaul aurait pu invoquer encore un autre fait, que j'ai signalé un des premiers, et que je crois devoir reproduire ici, dussé-je m'exposer de nouveau aux foudres du théoricien lyonnais qui, cela se comprend, paraît tenir beaucoup à son idée.

« Il suffit, écrivais-je en juin 1864, pour se convaincre du peu de valeur de cette théorie, de se rappeler que si le sang des syphilitiques est contagieux, ce n'est que dans certaines conditions particulières que ne réalise pas l'inoculation vaccinale, telle qu'on la pratique ordinairement. Dans toutes les expériences qui ont été faites, *jamais on n'a obtenu le moindre résultat en inoculant ce sang à la lancette.* Il a toujours fallu, pour réussir, le déposer en grande quantité et le laisser longtemps

[1] *Loc. cit.*, p. 21.

à demeure sur de larges surfaces dépouillées de leur épiderme. Ce fait seul réduit donc à néant la susdite hypothèse du théoricien lyonnais[1]. »

Cette hypothèse a eu néanmoins son moment de succès. Indépendamment du bruit excessif avec lequel son auteur la mit au monde, la difficulté de comprendre comment un même liquide, la sérosité vaccinale, pourrait transmettre en même temps deux maladies différentes, la vaccine et la syphilis, lui valut, au commencement, l'adhésion d'un certain nombre de médecins. Mais, grâce aux belles

[1] *Traité des maladies vénériennes*, p. 694. — Les seules inoculations connues du sang de sujets syphilitiques sur des individus sains sont celles de Waller, de Prague (1850), d'un médecin anonyme du Palatinat (1856), et de M. P. Pellizzari, de Florence (1862). Waller ne put réussir qu'en faisant sur un enfant des scarifications profondes avec un scalpel, et en introduisant dans ces plaies le virus à inoculer « en partie à l'aide d'une *baguette en bois*, en partie au moyen de charpie imbibée de ce liquide, puis *appliquée et fixée sur la surface scarifiée.* » L'anonyme du Palatinat nous apprend que, sur les neuf individus qu'il inocula avec le sang, « trois le furent avec succès, et ceux-là seulement où *une large surface absorbante avait été frictionnée.* » Enfin, M. Pellizzari, notre excellent confrère et ami, n'a réussi qu'une fois sur cinq inoculations faites par lui à ses courageux élèves MM. les docteurs Louis Billi, Sébastien Testi, Henri Rosi, Passigli et Gustave Bargioni, dont je suis heureux de pouvoir citer ici les noms Dans chacune de ces expériences, le sang à inoculer fut appliqué à la partie supérieure du bras gauche, au moyen de plumasseaux de charpie fortement imbibés, sur des surfaces de *deux centimètres de hauteur et un de largeur*, dépouillées de leur épiderme et *incisées transversalement*. M. le docteur Bargioni fut le seul dont le dévouement à la science fut récompensé par une syphilis dont il a pu heureusement se guérir.

recherches de M. A. Chauveau sur les virus[1], cette difficulté n'existe plus aujourd'hui. Si, comme on pouvait le prévoir et comme l'ont si bien prouvé les expériences récemment faites par cet habile physiologiste, l'activité spéciale propre aux humeurs virulentes réside exclusivement, non dans la partie liquide ou séreuse de ces produits, mais dans les granulations moléculaires ou éléments figurés qu'ils tiennent en suspension, il devient facile de comprendre comment, dans certaines conditions, la même humeur puisse contenir à la fois plusieurs virus et, en particulier, comment, dans la sérosité vaccinale développée sur un sujet syphilitique, peuvent flotter côte à côte les corpuscules de la vaccine et ceux à qui serait départi le pouvoir d'engendrer la syphilis.

Je ne m'étendrai pas davantage sur cette question, que je n'ai abordée ici qu'afin de mettre en garde les vaccinateurs contre les inconvénients qu'il pourrait y avoir pour eux, et surtout pour leurs jeunes clients, à se croire en pleine sécurité, parce qu'ils auraient évité de faire couler du sang en recueillant le vaccin.

[1] *Physiologie générale des virus et des maladies virulentes;* Revue scientifique, Paris, 1871-1872, nos 16 et 17.

Supposons maintenant un enfant à la mamelle inoculé avec du vaccin pris sur un sujet affecté de syphilis congénitale ou de syphilis secondaire acquise. L'incubation de la vaccine étant moins longue, en général, que celle du chancre infectant, c'est d'abord la pustule vaccinale qui va se développer, et qui, le plus souvent, suivra son cours normal jusqu'au moment où le chancre viendra lui succéder. Et alors, soit que la pustule ait eu le temps de se cicatriser, soit, ce qui est plus fréquent, qu'elle ne soit encore que dans sa période de dessiccation, on verra surgir à sa place un ulcère ayant, au dire des auteurs qui ont pu l'observer, tous les caractères du chancre infectant ordinaire, y compris l'engorgement spécifique des ganglions de l'aisselle. Plus tard, comme à la suite de tout autre chancre infectant, se manifesteront les symptômes secondaires de la syphilis constitutionnelle.

Voilà donc un enfant atteint de vérole acquise et qui, si l'allaitement se continue, aura les plus grandes chances de la transmettre à sa nourrice. Cette transmission a été observée et déjà mentionnée plusieurs fois, notamment dans les deux faits rapportés par le professeur Gaspard Cerioli et dans celui qui a donné lieu au fameux procès Hübener[1]. Nous y voyons, en effet, toute une série d'enfants qui, inoculés avec du vaccin syphilitique, et pris plus tard de taches cuivrées, d'éruptions croûteuses du cuir chevelu, de plaques ulcérées aux parties sexuelles et à la bouche, etc., communiquèrent leur maladie à leurs nourrices, à leurs mères, et à différentes femmes chargées de les élever.

Bien que, jusqu'à présent, aucun fait de ce genre n'ait encore été porté, que nous sachions, devant un tribunal français, il n'est pas douteux, selon nous, qu'une nourrice infectée de la sorte par un nourrisson qui aurait été vacciné chez ses parents et par un médecin de leur choix, ne soit en droit de leur réclamer une indemnité pécuniaire. Elle n'aurait évidemment qu'à invoquer le principe de la responsabilité individuelle, principe admis sans restriction par la loi civile, et en vertu duquel chacun est responsable du dommage qu'il a causé, non-seulement par son fait, mais encore par la négligence ou par l'imprudence de ceux sur qui il a autorité (Cod. Nap. art. 1382 et 1383).

[1] Le docteur Hübener fut condamné, en 1853, à six semaines de prison, pour avoir vacciné huit enfants de la commune de Freimfeld, en Bavière, avec du vaccin recueilli par lui sur un enfant de trois mois, atteint de syphilis héréditaire.

Mais en serait-il de même, si le nouveau né avait été vacciné chez sa nourrice, et sans autre participation des parents que leur consentement ou la recommandation, écrite ou verbale, de faire pratiquer cette opération sur leur enfant? Dans le premier, comme dans le second cas, le médecin vaccinateur pourrait-il être déclaré responsable, soit envers les parents, soit envers la nourrice? Serait-il admis, dans l'espèce, à se prévaloir du principe tutélaire, consacré par notre jurisprudence, lequel principe, sauf le cas de faute grave, affranchit le médecin de toute responsabilité pour les erreurs qu'il peut commettre dans l'exercice régulier et consciencieux de sa profession?...

Nous nous bornons à poser ces questions, n'ayant ni l'autorité, ni la compétence nécessaires pour les résoudre, et ne voulant pas d'ailleurs aborder une discussion qui nous entraînerait forcément dans des considérations étrangères à notre sujet.

VIII

La syphilis transmise dans les rapports conjugaux peut-elle servir à une demande en séparation de corps? — Rôle et devoirs du médecin appelé comme expert ou comme témoin dans un procès de ce genre.

Cette question a été bien des fois débattue par les jurisconsultes et devant les tribunaux.

Le mal vénérien, dit Pothier[1], quoiqu'il y ait de forts soupçons que le mari se l'est attiré par ses débauches, ne peut servir de fondement à une demande en séparation, ce mal n'étant plus aujourd'hui un mal incurable, mais un mal que tous les chirurgiens savent guérir. (*Contrat de mariage*, n° 514.)

A cette décision, qualifiée d'*un peu leste* par Merlin, nous pouvons opposer les paroles suivantes prononcées par Linguet, plaidant pour la dame N..., en 1771 :

« Quoi! disait le célèbre avocat, pour des emporte-

[1] Cette citation et les suivantes sont empruntées à l'excellent *Traité de médecine légale* de Briand et Chaudé, 8e édit, Paris, 1869

ments que le repentir a peut-être suivis, une femme peut se soustraire à l'empire de son mari, et elle ne le pourrait pas après un attentat qui fait circuler dans ses veines un poison dont les remèdes les plus vantés ne peuvent pas toujours détruire les effets ! Des épithètes injurieuses prononcées par la colère ont quelquefois suffi pour priver un mari d'une épouse qu'il respectait peut-être au fond du cœur, et l'on ménagerait celui qui, sans égard pour l'innocence de sa femme, l'expose à devenir la fable et le rebut de la société!... A la vérité, le mariage est une communauté de biens et de maux ; mais cette communauté n'est pas celle des maux dont la source est dans le libertinage, comme ce n'est pas celle des biens dont l'origine serait honteuse. Les maladies, les infirmités qu'il plaît à la Providence d'envoyer, attaquent la vertu comme le vice ; leur présence est annoncée par des signes visibles ; l'autre époux peut se précautionner contre elles et s'en préserver. La syphilis, au contraire, est le fruit et la punition de la débauche. Ici la contagion est cachée sous le voile de la tendresse. Ce serait un crime à la femme de repousser sans motif les caresses de son époux, et ce n'en serait pas un à l'époux d'abuser du plus sacré des liens !...

Pourquoi donc, dira t-on, tant d'arrêts qui n'ont pas admis ou qui ont formellement rejeté ce moyen ? C'est que, pour l'admettre, il faut que *la vérité des faits ne soit pas problématique, que l'origine du mal ne soit pas douteuse ;* que ces effets ne soient ni passagers ni facilement curables. Lorsque les deux époux s'accusent réciproquement, qu'une confusion impénétrable cache la source de l'infection, la justice doit être arrêtée, non par l'insuffisance du moyen, mais par celle de la preuve. Lorsque, au contraire, la preuve est acquise, que des faits convaincants ont manifesté la vérité, la séparation est légitime et nécessaire... » La chambre, conformément aux conclusions de l'avocat général Vergès, parlant dans le même sens, prononça la séparation.

Telle était, sous l'ancienne jurisprudence, l'état de la question. Le code Napoléon y a ajouté une nouvelle difficulté. Les art. 229, 230 et 231, relatifs à la séparation de corps, ne faisant pas mention de la syphilis parmi les causes qui peuvent y donner lieu, il s'agissait de déterminer si la transmission de cette maladie devait être ou non considérée comme étant implicitement comprise dans l'art. 231 ainsi conçu :

« Les époux pourront réciproquement demander la séparation pour excès, sévices et injures graves de l'un d'eux envers l'autre. »

Il s'agissait, en d'autres termes, de décider si la communication de la syphilis dans les rapports conjugaux constitue un sévice ou injure grave pouvant autoriser les juges à prononcer la séparation. Or, il résulte de nombreux arrêts sur cette matière, qu'il est dans l'esprit de notre Code que la communication du mal vénérien n'est pas *essentiellement* une cause de séparation de corps; mais qu'il pourrait en être autrement si cette communication était accompagnée de circonstances qui lui donneraient le caractère de sévices ou injures graves. L'arrêt suivant, rendu par la cour de Lyon, le 4 avril 1818, établit nettement ce point de jurisprudence :

« Attendu que la loi a admis d'une manière générale, comme cause de séparation, les excès, sévices et injures graves commis par l'un des époux envers l'autre; que la difficulté consiste seulement à savoir si la communication du mal vénérien, dont se plaint la femme V..., constitue dans le sens de la loi une injure assez grave pour autoriser la séparation qu'elle demande;

« Attendu que, considérée en elle-même et isolément de toutes circonstances particulières, la communication du mal vénérien ne saurait être appréciée par les tribunaux comme une injure grave dans le sens de la loi, parce que le plus souvent elle peut être involontaire, l'époux n'ayant pas une connaissance suffisante de son état, et parce que d'ailleurs il est le plus souvent difficile de savoir quel est le véritable auteur de cette communication mystérieuse et clandestine de sa nature;

« Mais attendu que, dans l'espèce, toutes les circonstances présentent le caractère de l'injure la plus grave pour la dame V..., de l'attentat le plus affligeant pour les mœurs et le plus effrayant pour les familles, puisqu'il s'agirait d'un homme qui, sciemment infecté du poison honteux de la débauche, aurait eu l'infamie d'en souiller la couche nuptiale le jour même où il y a été admis; d'un homme qui aurait versé, avec pleine connaissance de cause, le germe de cette honteuse maladie dans le sein de la malheureuse dont il aurait trompé la foi; qui aurait flétri, dès le début de la vie conjugale, son existence physique et morale; qui aurait porté ainsi dans son cœur et dans le sein d'une famille entière la honte et le désespoir, au lieu du bonheur qu'il avait promis; qui aurait enfin comblé la mesure de la perversité en cherchant à étouffer les plaintes et les larmes de sa victime par les voies de fait les plus graves..... La Cour, confirmant un premier jugement, admet à faire la preuve de la communication de la maladie vénérienne.... »

Rappelons encore un arrêt de la Cour de Paris du 27 avril 1861, qui, sur les éloquentes conclusions de M. l'avocat général Pinard, a décidé :

« Que la communication d'une maladie vénérienne à la femme est une injure grave et une cause de séparation, que le mari en ait été atteint avant ou après le mariage, *lorsqu'il savait qu'il était atteint de ce mal, et qu'il en connaissait la nature contagieuse*[1]. »

[1] Voyez encore les arrêts des Cours de Pau, 3 février 1803; de Besançon, 1er février 1808; de Toulouse, 20 janvier 1821; de Paris, 2 février 1860.

Voyons maintenant quel peut être le rôle du médecin appelé soit comme expert, soit comme simple témoin dans un pareil procès.

En premier lieu, il est très-rare et tout à fait exceptionnel, comme le fait remarquer M. Tardieu[1], que la justice, en ces matières civiles, ordonne des constatations directes, qui exigeraient une double visite corporelle, qu'aucun tribunal n'aurait d'ailleurs le droit d'imposer. Supposons néanmoins ce cas, et admettons que les deux époux veuillent bien s'y soumettre.

Presque toujours, en ces sortes d'affaires, c'est la femme qui, d'abord, accuse son mari de lui avoir communiqué la syphilis. Celui-ci, supposé qu'il soit actuellement malade, retourne contre elle l'accusation, et prétend, au contraire, que c'est sa femme qui l'a infecté. S'il est en bonne santé, et s'il croit que toute trace du mal ancien a disparu, il niera simplement le fait, et soutiendra que sa femme a été prendre ailleurs le mal dont elle se plaint. Reconnaître la présence de la vérole sur chacun des deux époux est, sans doute, chose facile; mais là n'est pas la question : il s'agit d'en découvrir l'origine,

[1] *Loc. cit.*, p. 42.

de déterminer lequel, du mari ou de la femme, en a été atteint le premier, et, ce point établi, de prouver que le mal a pu être transmis de l'un à l'autre dans les rapports conjugaux. Or, c'est ici que commence la difficulté.

Si la contagion était récente, si l'accident primitif ou les vestiges qu'il a pu laisser étaient encore visibles sur chacun des époux ou seulement sur l'un des deux, la détermination dont il s'agit serait peu embarrassante. Il est évident, par exemple, que si la femme avait un chancre infectant en voie de progrès ou à l'état de *statu quo*, et que l'on trouvât chez le mari les traces d'une induration spécifique, avec engorgement multiple, dur et indolent des ganglions voisins, ou même, à défaut de ces témoignages, des plaques muqueuses sur la verge ou ailleurs, de la roséole, de l'alopécie, etc., il n'y aurait pas à hésiter. Mais il est bien rare, pour ne pas dire impossible, que les choses se présentent de cette façon. Presque toujours, quand pareille plainte est articulée devant les tribunaux, un long temps s'est écoulé depuis le moment de la contagion. Et alors, toute trace d'accident primitif ayant disparu, l'expert n'a plus à constater que des accidents constitutionnels plus ou moins tardifs ou en partie effacés, sur l'origine desquels il ne saurait, en aucun cas, se prononcer avec toute la rigueur nécessaire, à une démonstration médico-légale. Aussi ne saurions nous trop approuver le conseil donné par M. Tardieu, qui, en pareil cas, recommande l'abstention « sous la réserve, bien entendu, de quelques exceptions que saura toujours démêler la conscience de chacun[1]. »

Est-il besoin d'ajouter que le médecin doit avant tout se mettre en garde contre la fraude, le mensonge ou de coupables manœuvres qui pourraient l'induire en erreur ? Ici, comme ailleurs, son attention sur ce point doit être constamment en éveil, surtout dans des procès de ce genre, où les plus violentes passions sont si souvent en jeu, où sa bonne foi peut se trouver aux prises avec la ruse féminine à son maximum de tension. M. Diday, dans son *Traité de la syphilis des nouveau-nés*, en cite un exemple aussi curieux qu'instructif :

« En 1851, dit notre savant confrère, je vis, de concert avec M. le docteur Brachet, un pauvre enfant

[1] D'après l'art. 316 du Code de procédure civile. « Le médecin n'est pas tenu d'accepter la mission d'expert; mais s'il l'a acceptée et qu'il ne se présente pas pour la remplir, il peut être condamné par le tribunal qui l'a commis à des dommages et intérêts. »

qui nous était présenté, comme témoignage de l'inconduite de son père, par l'avocat de la femme plaidant en séparation. On voulait nous le faire déclarer syphilitique à cause d'un ulcère assez profond qu'il portait sur la joue. Robuste, frais, de couleur vermeille, il n'avait que cet unique signe, dans lequel nous reconnûmes sans peine *les effets d'une cautérisation volontairement pratiquée afin de simuler une ulcération vénérienne !* »

Il est très-rare, avons-nous dit, que le médecin, dans ces circonstances, soit désigné comme expert. C'est ordinairement en qualité de témoin qu'il est appelé à intervenir soit dans une enquête, soit dans le débat. Mais cette intervention ne peut être ici que d'un faible secours pour éclairer la justice, le témoignage dont il s'agit, dans le cas où le médecin croirait pouvoir s'y prêter, devant exclusivement se rapporter à celui des deux époux qui l'aurait invoqué. Supposé même que le médecin appelé en témoignage soit celui de la famille ; qu'il ait vu naître et qu'il ait suivi le mal à la fois chez la femme et chez le mari, comment admettre qu'il puisse en dévoiler l'origine sans manquer au premier de ses devoirs ? Quelle que soit sa conviction à cet égard, le silence lui est imposé ; la loi sacrée du secret professionnel enchaîne sa parole.

APPENDICE

MODÈLES DE RAPPORTS SUR LA TRANSMISSION DE LA SYPHILIS ENTRE NOURRISSONS ET LEURS NOURRICES.

Comme complément à l'étude que nous venons de faire de la syphilis et du mariage au point de vue de la médecine légale, nous croyons devoir reproduire ici les deux rapports suivants, dus à M. le professeur Tardieu, sur deux faits de transmission de la vérole entre nourrissons et leurs nourrices. Nos lecteurs y trouveront, comme dans tous les écrits de notre éminent confrère, des modèles parfaits d'analyse et de discussion scientifiques. Ceux d'entre eux à qui il arriverait d'être chargés d'une semblable expertise, ne sauraient donc choisir un meilleur guide pour se diriger sûrement à travers les nombreuses difficultés inhérentes à ce genre d'investigation.

PREMIER FAIT

SYPHILIS COMMUNIQUÉE PAR UN NOURRISSON A SA NOURRICE.

Nous commencerons par exposer d'abord succinctement les faits sur lesquels aucune contestation n'est possible; nous essayerons ensuite de les interpréter conformément aux données de la science et aux principes de l'art.

Exposé des faits. — La femme D. a reçu des époux X., pour l'allaiter, leur premier enfant, né le 21 avril 1857. Cet enfant, âgé déjà de six ou sept semaines, sortait des mains d'une première nourrice, la femme B., qui a déclaré devant le juge de paix de son canton, que, dès la troisième semaine après sa naissance, cet enfant avait présenté dans la bouche, et jusque dans la gorge, de petites plaies, et qu'en outre, sur les aines et dans les régions interfessières, il avait des boutons, d'abord rouges, puis blancs, qui s'élargissaient et suppuraient, et que, pour guérir ce mal, dont elle ignorait la nature, M. X., médecin lui-même, lui avait fourni différents médicaments, dont elle ne peut indiquer la composition. Il est donc constant que l'enfant était déjà malade lorsqu'il a été confié à la femme D., et que le sieur X. avait connu cette circonstance, lorsque la femme B. lui rendit son enfant. Il nous a déclaré, il est vrai, que son enfant avait seulement alors un peu de rhume et de mal aux yeux. La femme D., de son côté, affirme, comme la première nourrice, que, dès cette époque, l'enfant avait du mal au nez, des boutons, mal au derrière et aux jarrets. Il est établi en même temps que l'enfant était soumis à un traitement dirigé par son père, qui, du lieu de sa résidence, envoyait par le chemin de fer des bouteilles de deux sortes : l'une, contenant une liqueur blanche dont l'enfant prenait une cuillerée dans du lait ; l'autre un sirop de couleur jaune. Un confrère du sieur X. surveillait sur les lieux mêmes le traitement, sans s'expliquer sur la nature du mal.

Quatre mois se passèrent ainsi, sans que la nourrice éprouvât rien de particulier qui pût la mettre en éveil, lorsque vers la fin d'octobre 1857, elle dit avoir vu paraître au sein gauche, à la base du mamelon, un premier bouton. C'est alors qu'elle se décide à conduire l'enfant à M. le docteur N., qui, dans les premiers jours de novembre, constate des plaques et taches cuivrées sur tout le corps de l'enfant, et notamment aux parties génitales, où il découvre « des pustules à demi cicatrisées, provenant de plaques muqueuses. » Il reconnaît une affection syphilitique déjà ancienne, et en avertit la nourrice, qui, seulement alors, dit que son nourrisson est le fils d'un médecin qui, de concert avec son confrère, le traite à l'aide de médicaments que M. N. reconnaît pour une solution d'iodure de potassium. M. le docteur N. ajoute qu'à cette première visite, la nourrice n'avait qu'un petit bouton au sein. Nous avons recueilli de sa bouche ces détails si précis.

La nourrice, avertie, écrit tout de suite aux parents,

qui la font venir chez eux, où elle reste onze jours, à partir du 8 novembre 1857. Pendant ce séjour et pendant un second voyage qui a lieu un mois plus tard, elle est soumise par le docteur X. à un traitement suivi, qui consiste dans l'usage d'une liqueur blanche, très-forte, dont elle prenait deux cuillerées par jour ; on lui lavait le sein avec de l'eau, et l'on y mettait une certaine poudre. On faisait la même chose à l'enfant. Il faut ajouter qu'elle fut conduite par le docteur X. chez M. le docteur Ricord, qui l'examina et ne s'expliqua pas en sa présence sur ce qu'elle avait, mais c'est le lendemain de cette visite qu'on a commencé à lui faire prendre la solution que M. N. a constatée être une solution de deutochlorure de mercure. En effet, revenue dans son pays, elle fut confiée par M. X. lui-même aux soins de M. N., avec prière de la soigner à ses frais. L'enfant paraissait guéri, mais la nourrice restait gravement malade. Elle avait, outre le mal du sein gauche, des ulcérations dans la gorge, dans la bouche et aux gencives, des engorgements au cou et dans les aisselles, des taches dans les mains, et ses cheveux tombaient. Le sieur X. lui laissait néanmoins son enfant, qu'elle lui rendait de son propre mouvement, vers le mois de mars 1858. A cette même date, naissait aux époux X. un second enfant, qui succombait au bout de deux mois et demi à une affection caractérisée du nom de *diarrhée cholériforme*, mais sur laquelle nous n'avons eu aucun renseignement précis.

Avant d'indiquer le résultat de nos propres constatations et d'aborder l'appréciation des faits, nous devons mentionner ici les contradictions et les dénégations que le sieur X. a opposées devant nous aux dires de la femme D... ; il a nié notamment l'envoi de médicaments à son enfant ; mais, forcé par les déclarations si nettes de la nourrice, et par le témoignage concordant de M. le docteur N., de reconnaître tous ces faits, et en particulier les prescriptions de l'iodure de potassium et du deutochlorure de mercure (sublimé), préparations tout à fait spécifiques dans le traitement des maladies syphilitiques, il a prétendu n'avoir vu chez la nourrice que des affections lymphatiques, et, sur notre interpellation formelle, alors que nous lui exprimions notre étonnement, que, même dans cette hypothèse, il laissât son enfant entre les mains et au sein d'une pareille nourrice, il s'est contenté de répondre qu'il ne voyait pas son enfant malade. Nous n'avons pu nous arrêter à de semblables allégations.

Nous ne dirons qu'un mot également des certificats et des lettres qui nous ont été communiqués, les uns relatifs à des faits de moralité que nous n'avons pas à apprécier, les autres constatant les résultats négatifs de visites faites à l'enfant X. et à ses parents par plusieurs médecins distingués. Nous ferons seulement remarquer que ces derniers se rapportent tous à la date du 29 avril au 22 mai 1858, c'est-à-dire à une époque où il n'est nié par personne que l'enfant fût guéri, et que ces consultations négatives ne peuvent infirmer en rien les faits positifs établis par les témoignages des deux nourrices, par l'examen du docteur N., et par les propres déclarations du sieur X. lui-même. L'examen auquel nous avons soumis l'enfant X. a fourni exactement les mêmes résultats que celui qu'avaient déjà fait les honorables médecins que nous avons cités. Cet enfant est actuellement dans un état de santé satisfaisant, et sa constitution ne paraît pas se ressentir de la maladie dont il a été atteint dans les premiers temps qui ont suivi sa naissance. Il est d'ailleurs impossible de retrouver aujourd'hui des traces suffisamment caractéristiques des boutons et des taches dont il aurait été affecté.

La femme D..., au contraire, porte encore cruellement les marques les plus tranchées de la maladie syphilitique, dont elle n'est qu'incomplétement guérie. Nous constatons chez elle une inflammation ulcéreuse de la bouche et des gencives qui peut tenir au traitement mercuriel qu'elle a eu à subir. Au sein gauche existe un engorgement de ganglions; ceux de la région cervicale postérieure sont également tuméfiés; la tête est en grande partie dépouillée de cheveux. La visite la plus complète et la plus minutieuse ne nous fait retrouver du côté des organes sexuels, ni cicatrice, ni engorgement ganglionnaire, ni aucun de ces symptômes si développés et si apparents, au contraire, aux environs du sein et vers les parties supérieures.

Appréciation et discussion des faits. — En résumé, il est constant que l'enfant X., très-peu de temps après sa naissance, et alors qu'il était allaité par une autre nourrice que la femme D., a été atteinte d'une maladie caractérisée par une éruption toute spéciale, dans laquelle il n'est pas possible de ne pas reconnaître les plaques muqueuses, signe essentiel de la syphilis congénitale ou héréditaire. Il n'est pas moins clairement établi que la femme D., qui avait pu, pendant près de quatre mois, comme la première nourrice pendant trois semaines, allaiter sans inconvénient pour sa santé l'enfant malade des époux X., s'est vue affectée à son tour d'un mal qui s'est étendu du mamelon à l'aisselle, déterminant une infection générale de sa constitution, se manifestant par des taches à la peau, des ulcérations dans la gorge, des engorgements ganglionnaires, la chute des cheveux, symptômes évidents de la syphilis constitutionnelle.

Si l'on cherche quel lien peut rattacher la maladie de la femme D. à celle de son nourrisson, on ne peut s'empêcher de remarquer que cette femme était certainement saine, au moins quant à une affection vénérienne, lorsqu'elle a commencé à nourrir l'enfant X., qui lui, au contraire, était malade. L'origine et le point de départ de la maladie de la nourrice ont été parfaitement constatés au commencement du mois de novembre par l'observation directe du docteur N. Et l'examen auquel nous avons nous-même soumis cette femme nous a démontré que, chez elle, la marche et le siége du mal attestaient qu'il ne lui avait pas été inoculé par la voie ordinaire, mais bien par le mamelon. Il n'y a pas à s'étonner qu'elle ait échappé à la contagion pendant quatre mois; celle-ci n'est en effet ni absolument nécessaire, ni inévitable; il n'est pas non plus extraordinaire que l'enfant de la femme D. ait pu continuer à être allaité par elle sans contracter la maladie, le lait d'une femme syphilitique ne présentant dans aucun cas des propriétés contagieuses.

Dans le cas particulier qui nous est soumis, une preuve nouvelle de la nature de la maladie qu'a offerte l'enfant X., et de la transmission qui s'est opérée de lui à sa nourrice, ressort du traitement qu'avait prescrit dès le principe le sieur X. à son enfant, et de celui qu'il a plus tard fait suivre à la femme D., après l'avis donné par le docteur N., et la consultation donnée par le docteur Ricord. Il est impossible d'accepter les explications du sieur X., qui n'aurait pu dans aucun cas, et même en supposant les idées les plus contraires à une saine pratique de l'art, faire prendre à un enfant âgé de quelques semaines un médicament aussi énergique que l'iodure de potassium, et à la nourrice de son enfant une substance aussi dangereuse que le sublimé corrosif, si pour l'un et pour l'autre il n'avait eu en vue de combattre la syphilis.

De l'exposé des faits et de la discussion qui précèdent, nous n'hésitons pas à conclure que :

1° La femme D. présente les traces d'une maladie syphilitique constitutionnelle, qui date certainement de plusieurs mois, et dont la guérison menace de se faire encore longtemps attendre.

2° L'enfant des époux X. a été atteint, trois semaines environ après sa naissance, d'une affection dont il est actuellement guéri, mais dans laquelle il est impossible, d'après les constatations médicales dont il a été l'objet, et le traitement qui lui a été prescrit, de ne pas reconnaître une syphilis héréditaire.

3° En principe comme en fait, la maladie dont il s'agit, non-seulement a pu être, mais a été réellement communiquée de l'enfant des époux X. à la femme D. sa nourrice.

DEUXIÈME FAIT

TRANSMISSION DE LA SYPHILIS D'UN NOURRISSON A LA NOURRICE.

Dans une des plus graves affaires de cette nature, où j'avais l'honneur d'être commis comme expert avec MM. Adelon et Devergie, j'ai rédigé le rapport suivant :

Pour résoudre les questions qui nous sont posées, nous devons rechercher dans les témoignages recueillis, dans les déclarations des médecins qui ont vu et examiné l'enfant et ses deux nourrices, tous les signes propres à établir, non-seulement la nature de la maladie, mais encore l'enchaînement et la succession des divers symptômes observés chez chacun d'eux. Nous commencerons par rappeler succinctement les faits, en nous attachant exclusivement à ceux qui sont constants et qui ressortent manifestement des diverses dépositions consignées dans l'enquête et dans la contre-enquête ; nous chercherons ensuite à tirer de ces faits les éléments d'une solution nette et précise, conforme aux vrais principes de la science et appropriée au cas particulier qui nous est soumis.

Exposé des faits.— L'enfant des époux F.-P., qui a été l'occasion du procès actuel, est né le 21 juillet 1854, dans des conditions de force et de santé en apparence très-bonnes. Cependant, confié à une femme B., qui, n'étant pas encore accouchée, le nourrit simplement au biberon, il ne tarde pas à être pris de dérangement des organes digestifs et à dépérir, au point que dès le 4 août, quinze jours après sa naissance, on reconnaît la nécessité de l'allaitement naturel, et on le confie à une nourrice, la fille L. Il se remit de cette première indisposition, et ce n'est qu'un mois environ plus tard qu'il commence à présenter d'autres accidents qui ne devaient plus cesser, qui devaient s'aggraver de jour en jour, et dont il importe d'établir d'une manière positive l'existence, et de caractériser nettement la nature. Ces accidents consistaient en une éruption boutonneuse autour des fesses et sur les cuisses, un mal autour des doigts, et quelques ulcérations aux lèvres et à la bouche; ils étaient constatés, mais non encore caractérisés vers la fin d'octobre par M. le curé de M..., qui, au moment où l'on présentait au baptême l'enfant déjà malade, remarquait ces symptômes, et donnait lui-même pour les faire disparaître, un onguent pour frotter les parties malades, et une eau pour bassiner la bouche.

Quelques jours plus tard, le 6 novembre, l'enfant F.-P. était retiré à la fille L., et confié à la femme L., qui continua l'allaitement. C'est à ce moment que se place la première constatation médicale à laquelle cet enfant ait été soumis : visité par M. Debourge, il s'offrait à lui dans le plus chétif état, et ce médecin constatait sur les fesses, les cuisses et les mollets, des pustules violacées, à base d'un rouge cuivreux, avec destruction par place de l'épiderme, et rougeur noirâtre du derme; des bulles, des croûtes, et enfin des plaques muqueuses en partie ulcérées à l'anus et aux aines; une suppuration à la racine des ongles ; des ulcérations aux lèvres et à la bouche; un écoulement purulent et sanieux par les narines. Cet état, déjà si grave, allait en empirant de jour en jour, et l'enfant, tombé dans une sorte de décrépitude, expirait le 16 novembre. Sa seconde nourrice avait caractérisé en termes expressifs les principaux accidents, en reconnaissant que l'enfant, au moment où elle l'avait reçu des mains de la fille L., était couvert de farcins rouges, avait en outre une niflette, ou écoulement d'humeur par le nez, et était devenu dans les derniers temps de sa vie blanc comme la neige.

Tels ont été les caractères, telle a été la marche de la maladie à laquelle a succombé l'enfant des époux F.-P. ; il importe d'étudier en quelque sorte parallèlement l'état de la santé de ses diverses nourrices, et les altérations qu'elle avait pu subir avant, pendant et après l'allaitement.

Nous n'avons pas à nous préoccuper de la femme B., qui n'a eu près de l'enfant qu'un rôle tout à fait effacé, et dont les fonctions se sont bornées à le faire boire à une époque où aucune apparence de mal contagieux n'existait chez lui.

La première femme qui a donné son lait à l'enfant

est la fille L. Il ne peut rester aucun doute sur l'intégrité de sa santé au moment où elle a commencé l'allaitement. Elle avait été visitée au mois de mars précédent par le docteur Lefèvre, qui l'acceptait comme une bonne nourrice pour l'un de ses clients. Peu de temps avant qu'elle fût choisie par les époux F.-P., sa bonne constitution et son état de santé étaient constatés par M. Debourge. Enfin son propre enfant, qu'elle avait nourri jusqu'à ce qu'elle prît un nourrisson étranger, c'est-à-dire pendant huit mois environ, était parfaitement bien portant, et il est permis de dire dès à présent que, depuis, il n'a pas ressenti davantage les atteintes du mal dont sa mère a été affectée.

La fille L., pendant le temps qu'elle a nourri l'enfant F.-P., n'a rien signalé de particulier dans sa propre santé. Toutefois, le jour même où elle se séparait de cet enfant, le 6 novembre, elle se plaignait déjà d'avoir au sein gauche une crevasse, qui sans doute avait paru depuis quelques jours au moins. Dix jours plus tard, il en existait aux deux seins, et M. Debourge, qui les constatait, notait en même temps que la bouche et la gorge étaient exemptes de toute lésion ; il ne poussait pas plus loin son examen. Le 16, renouvelant cet examen avec le docteur Lefèvre ils trouvaient à chacun des seins un ulcère de plusieurs centimètres, à bords taillés à pic, à fond grisâtre, et les ganglions de l'aisselle durs et tuméfiés. C'est seulement le 10 décembre, six semaines au moins après la première apparition du mal, que les mêmes médecins procédaient à une exploration complète, et s'assuraient qu'il n'y avait rien aux parties sexuelles, à la gorge, ni à la bouche. Mais les ulcères des seins s'étaient agrandis, et présentaient l'aspect d'ulcères phagédéniques. Plus tard, il survint chez la fille L. des plaques muqueuses sur les amygdales, et les cheveux tombèrent. En avril et en mai 1855, six à sept mois après le début de la maladie, et malgré le traitement spécifique qui avait été prescrit, MM. Lefèvre, Debourge et M. le docteur Josse (d'Amiens), dont la consultation a été mise sous nos yeux, découvraient pour la première fois sur les grandes lèvres un gonflement notable et une grande quantité d'ulcères, qu'ils attribuaient sans hésiter à la période secondaire de la syphilis. Il convient d'ajouter que, devenue enceinte de nouveau l'année suivante, la fille L. faisait, au mois de septembre 1856, une fausse couche, et mettait au monde un enfant mort-né, qu'elle dit n'être parvenu qu'au cinquième ou sixième mois de la grossesse.

Quelle que soit la situation qu'a prise au procès actuellement pendant la femme L., nous ne pouvons oublier qu'elle a succédé à la fille L. comme nourrice de l'enfant F.-P.; qu'elle a allaité cet enfant pendant les dix derniers jours de la vie, c'est-à-dire au plus fort de la maladie : nous ne saurions en conséquence négliger les renseignements décisifs que peuvent nous fournir l'appréciation des effets que cette femme a pu ressentir, et la comparaison du mal dont elle-même s'est plainte avec celui qu'a éprouvé la fille L., bien que nous ayons à nous prononcer sur celle-ci seulement. Or, la femme L., un mois après la mort de son nourrisson, dont elle a dans l'enquête confirmé l'état de souffrance, s'est aperçue que son sein gauche devenait malade, et quelques jours plus tard elle était prise d'une éruption de taches rouges sur tout le corps, les ganglions s'engorgeaient sous les deux bras, des boutons se formaient dans la gorge et sur la langue, les lèvres devenaient le siége de gerçures profondes, les cheveux tombaient.

Appréciation et discussion des faits. — Tel est, en résumé, le tableau fidèle des accidents qui, développés successivement chez l'enfant des époux F.-P. et chez l'une et l'autre nourrice, ont amené pour le premier la mort, pour les secondes une altération profonde et persistante de la santé. Pour tout médecin attentif et impartial, ce simple exposé des faits suffirait, nous ne craignons pas de le dire, pour en déterminer de la manière la plus nette la nature et l'enchaînement. Mais nous devons insister sur les principaux points qui nous paraissent devoir mettre hors de doute l'origine, le caractère et la succession des symptômes observés chez la fille L., et les rapports qui les unissent à ceux qu'a présentés l'enfant des époux F.-P. Nous n'aurons pas besoin, pour rendre cette démonstration évidente, de rechercher d'où a pu venir le mal auquel celui-ci a succombé ; il ne nous appartient pas d'aller au delà de la déclaration très-réservée qu'a faite, à ce sujet, le médecin de la dame F.-P. Nous devons nous borner à faire ressortir ce qu'a de véritablement frappant la simple description de la maladie de la fille L. et de son nourrisson.

Un enfant né dans de bonnes conditions apparentes est pris, six semaines environ après sa naissance, d'un mal caractérisé par des plaques rapidement converties en ulcères aux fesses, autour de l'anus et dans les cuisses, ainsi qu'à la bouche ; par un écoulement purulent des narines, par des suppurations à la racine des ongles ; il change, il dépérit à vue d'œil, ses traits offrent bientôt l'image de la décrépitude ; en moins de trois mois il est mort. Quelle autre maladie que la syphilis congénitale peut présenter un pareil ensemble dans le développement des accidents, dans l'expression symptomatique, la marche et la terminaison ? Nous avons attentivement lu et pesé les objections apportées dans la contre-enquête par deux médecins honorables MM. les docteurs M. et V. ; mais nous devons déclarer qu'aucune d'elles n'a pu prévaloir à nos yeux sur l'éclatante signification des faits authentiquement constatés par de nombreux et irrécusables témoignages. Attribuer la mort de l'enfant F.-P. à une inflammation intestinale, et méconnaître le caractère de l'éruption spécifique au point de la rapporter à une simple irritation produite par les urines échauffées, c'est se refuser à l'évidence ; de même que prétendre qu'un enfant né syphilitique doit venir au monde moribond, maigre, d'apparence chétive et rachitique, et que le mal doit se déclarer chez lui dans les quinze ou vingt jours après la naissance, c'est se mettre en désaccord avec le plus grand nombre des cas de syphilis congénitale, où l'on voit les enfants qui ont résisté jusqu'au terme de la vie intra-utérine naître dans les conditions ordinaires, et ne révéler leur vice originel par des signes appréciables qu'au bout d'un espace de temps qui varie en général de six semaines à trois mois. Il est impossible, nous le répétons, de conserver le moindre doute sur la maladie à laquelle a succombé l'enfant F.-P. C'est bien la syphilis dans la forme spéciale que lui imprime la transmission héréditaire.

Il ne saurait y avoir non plus incertitude ni obscurité pour ce qui regarde la fille L. Une affection qui débute en un point du corps par un ulcère local, à bords taillés à pic, et à fond grisâtre, qu'accompagnent rapidement le gonflement et l'induration des ganglions correspondants, qui s'étend plus tard à l'intérieur de la bouche et de la gorge et se généralise en une éruption ulcéreuse, qui amène la chute des cheveux et des poils, et, il est permis de le rappeler, frappe de mort dans le sein de la femme, l'enfant qu'elle a conçu pendant que le mal la rongeait encore ; cette affection, quelle peut-elle être, sinon la syphilis constitutionnelle la mieux caractérisée, la plus manifeste dans ses symptômes primitifs et dans sa marche progressive ? Faut-il s'arrêter, en présence d'un tel tableau, à cette hypothèse véritablement insoutenable, que la fille L., pas plus que l'enfant F.-P., n'aurait eu aucune affection syphilitique ; qu'elle aurait été atteinte d'abord de quelques crevasses au sein produites peut-être par les aphthes de l'enfant qu'elle allaitait ; et que plus tard, tous les accidents formidables qui l'ont successivement frappée n'auraient été que le résultat de l'usage inutile et abusif des préparations mercurielles, l'effet d'un véritable empoisonnement? Comme si le traitement spécifique n'avait pas précisément été chez cette fille appliqué très-tard, et alors que des phénomènes successifs constatés par des explorations répétées ne pouvaient plus laisser de doute sur la réalité et l'étendue du mal vénérien! C'est donc bien aussi, à n'en pas douter, de la syphilis et d'une syphilis constitutionnelle qu'a été affectée la fille L.

Il nous reste à établir quels ont été pour elle l'origine et le point de départ de cette maladie. La tâche nous sera facile, car notre conviction n'est pas moins formelle sur ce point que sur les autres; et si c'est là précisément le nœud de la question qui nous est posée, nous sommes unanimement persuadés qu'il n'y a pas d'hésitation possible sur la solution qu'elle doit recevoir.

Nous avons indiqué en quelque sorte pas à pas la marche qu'a suivie la maladie de la fille L., nous l'avons vue commencer par l'un des seins, puis par l'autre, envahir rapidement les ganglions des régions voisines; puis s'arrêter là pendant un temps assez long, et gagner ensuite les membranes muqueuses de la bouche et de l'arrière-gorge. Mais ce n'est que très-tardivement, après un intervalle de plus de six mois, que les parties sexuelles ont présenté des lésions caractéristiques, non pas de la première période du mal, mais de celle qui a été dite période secondaire. Cet ordre de succession des phénomènes est positivement établi par les déclarations explicites de trois médecins; et c'est par erreur que M. V. a cru pouvoir relever une contradiction à cet égard entre M. le docteur Josse et MM. Debourge et Lefèvre; la consultation écrite et signée par le premier, à la date de mai 1855, contient les énonciations les plus précises et concorde de la manière la plus exacte avec les constatations faites quelques jours auparavant par les deux autres observateurs. Or, cette marche de symptômes chez la fille L. est, nous ne craignons pas de le dire, la preuve la plus certaine de l'origine du mal, et démontre clairement que c'est bien par le mamelon et non par les parties sexuelles que le virus a été introduit, et que la maladie a été en réalité inoculée. L'ulcère primitif local s'est montré à l'un et à l'autre sein, les phénomènes successifs d'engorgement ganglionnaire se sont développés dans les deux aisselles. Les autres parties n'ont été envahies que plus tard et progressivement.

Il eût pu se faire que les organes sexuels ne fussent atteints à aucune des périodes de la maladie, et dans ce cas, peut-être eût-on pu se demander si elles n'avaient pas été dans le principe le siége de quelque lésion qui serait restée ignorée, et qu'un examen tardif n'aurait pas permis de reconnaître. Mais cette difficulté même n'existe pas chez la fille L.; car chez elle les parties sexuelles ont été atteintes, elles se sont couvertes d'ulcères, mais d'ulcères consécutifs, n'apparaissant qu'à la dernière phase de la maladie; c'est-à-dire dans l'ordre précisément inverse de celui où se développent les ulcérations des organes génitaux, lorsque la contagion s'est opérée par la voie habituelle, par un rapprochement sexuel. En effet, il est à peine nécessaire de le rappeler, si cette fille avait contracté la syphilis de cette dernière façon, les seins, qui eussent pu ne pas devenir malades, ne l'eussent été certainement que d'une manière secondaire et après que d'autres phénomènes se seraient produits du côté des organes sexuels et sur d'autres parties du corps. Il est bon de faire remarquer, en outre, que la parfaite santé dont n'a cessé de jouir le propre enfant de la fille L., qui n'a discontinué de lui donner le sein qu'après qu'elle avait déjà commencé à allaiter l'enfant des époux F.-P., ne permet pas de douter qu'elle fût elle-même tout à fait saine au moment où son nourrisson lui a été confié. C'est ici d'ailleurs le lieu d'ajouter que l'insinuation qui s'est produite relativement à la maladie dont aurait été atteint l'amant de cette fille, le sieur H., doit tomber devant ce fait que cette maladie, dont la nature paraît avoir été très-bénigne, remonte à une époque beaucoup trop ancienne pour qu'il soit possible de la considérer comme l'origine de celle dont a été atteinte deux ans plus tard la fille L.

Enfin, si à la marche qu'ont suivie les symptômes chez cette fille, nous opposons l'ordre de succession qu'ont présenté ceux qui se sont produits chez l'enfant F.-P., nous voyons que la maladie s'est manifestée d'abord chez lui par une éruption particulière aux fesses et aux cuisses, pour gagner ensuite les fosses nasales et la bouche, et atteindre la constitution tout entière, ce qui est le caractère constant et essentiel de la syphilis dite congénitale, c'est-à-dire de celle qui se montre chez l'enfant comme un effet de l'hérédité.

Conclusion. — Nous n'avons rien à ajouter à l'évidence de cette démonstration, qui ressort, non d'une appréciation et d'une discussion théorique, mais des faits eux-mêmes exposés dans leur simplicité. Nous en avons assez dit pour justifier les conclusions auxquelles nous a unanimement conduits la conviction la plus absolue ; et nous n'hésitons pas à déclarer que c'est l'enfant des époux F.-P. qui a communiqué à la fille L. la maladie syphilitique dont elle a été atteinte en allaitant cet enfant.

FIN

TABLE DES MATIÈRES

PREMIÈRE QUESTION

UN INDIVIDU, HOMME OU FEMME, JUSQU'ICI INDEMNE DE TOUT ANTÉCÉDENT SYPHILITIQUE, PORTE ACTUELLEMENT UN OU PLUSIEURS CHANCRES OFFRANT LES CARACTÈRES DU CHANCRE SIMPLE, NON INFECTANT.

I

II

DEUXIÈME QUESTION

UN INDIVIDU A EU, IL Y A SIX MOIS OU A UNE ÉPOQUE PLUS ÉLOIGNÉE, UN OU PLUSIEURS CHANCRES, DONT IL NE PEUT PRÉCISER LA NATURE, ET POUR LESQUELS IL A SUIVI PENDANT QUELQUE TEMPS UN TRAITEMENT MERCURIEL.

I

II

TROISIÈME QUESTION

UN HOMME EST ACTUELLEMENT ATTEINT D'UN ÉCOULEMENT URÉTHRAL CHRONIQUE, SUINTEMENT MUQUEUX, PROSTATORRHÉE, GOUTTE MILITAIRE, AVEC OU SANS ENGORGEMENT DES ÉPIDIDYMES.

I

II

III

IV

QUATRIÈME QUESTION

UN INDIVIDU EST OU A ÉTÉ ATTEINT D'UN CHANCRE BIEN ET DUMENT INFECTANT, LEQUEL SERA, EST OU A ÉTÉ SUIVI D'ACCIDENTS SECONDAIRES OU TERTIAIRES.

IV

V

CINQUIÈME QUESTION

UN HOMME SE MARIE APRÈS AVOIR EU LA SYPHILIS, MAIS A UNE ÉPOQUE ASSEZ ÉLOIGNÉE POUR LUI PERMETTRE D'ESPÉRER QUE DE NOUVEAUX SYMPTÔMES NE SE REPRODUIRONT PLUS. QU'A-T-IL A CRAINDRE POUR SES ENFANTS A VENIR?

I

III

IV

V

VI

VII

VIII

APPENDICE

FIN DE LA TABLE DES MATIÈRES.

PARIS. — IMP. SIMON RAÇON ET COMP., RUE D'ERFURTH, 1.

EXTRAIT DES PUBLICATIONS

DE LA

LIBRAIRIE ADRIEN DELAHAYE

PARIS, PLACE DE L'ÉCOLE-DE-MÉDECINE

Agenda-Annuaire, ou guide pratique de l'étudiant en médecine. Première année. 1 vol. in-32. 2 fr.

Agenda-Formulaire des médecins-praticiens, publié sous la direction de M. le docteur Bossu, paraissant tous les ans, du 1er au 10 décembre, 1 vol. in-18 de 400 pages, broché. . . . . 1 fr. 75
Reliures depuis 3 fr. jusqu'à 9 fr.

ALLING. **De l'absorption par la muqueuse vésico-uréthrale..** In-8. Prix.. . . . . 1 fr. 50

Almanach général de médecine et de pharmacie, pour la France, l'Algérie et les colonies, publié par l'administration de *l'Union médicale*, paraissant tous les ans du 1er au 10 décembre. 1 vol. in-12 d'environ 600 pages. . . . . 4 fr.

AMANIEU. **Vertiges, siége et causes.** In-8. . . . . 1 fr. 50

ANGER (B.). **Pansements des plaies chirurgicales.** In-8 de 230 pages. Prix.. . . . . 3 fr. 50

ANNER. **Études des causes de la mortalité excessive des enfants pendant la première année de leur existence, et des moyens de la restreindre ; recherches sur l'infanticide.** 1 vol. in-12. . 2 fr. 50

ANNER. **Guide des mères et des nouveau-nés.** Ouvrage couronné par la Société protectrice de l'enfance de Paris en séance publique du 23 janvier 1870. 1 vol. in-18 de 200 pages. . . . . 2 fr.

ARMINGAUD. **Pneumonies et fièvres intermittentes pneumoniques.** In-8 de 40 pages, et tracés thermographiques. . . . . 2 fr.

AUDHOUI. **Pathologie générale de l'empoisonnement par l'alcool.** In-8 de 131 pages. Paris, 1868. . . . . 2 fr.

AZÉMA. **De l'ulcère de Mozambique**, suivi d'un rapport lu à la Société de chirurgie de Paris, par M. Aug. CULLERIER, chirurgien de l'hôpital du Midi. In-8 de 87 pages. Paris, 1863. . . . . 2 fr.

ENVOI FRANCO PAR LA POSTE, CONTRE UN MANDAT.

BACCELLI, professeur de clinique médicale à l'Université de Rome. **Leçons cliniques sur la Perniciosité**, précédées d'une lettre du professeur TEISSIER (de Lyon), traduites de l'italien par L. JULLIEN, interne des hôpitaux de Lyon, in-8. . . . . 2 fr.

BACCELLI. **Leçons de clinique médicale**, 2e fascicule : de l'empyème vrai ; de la fièvre subcontinue, traduites de l'italien par L. JULLIEN, interne des hôpitaux de Lyon. . . . . 2 fr.

BARQUISSEAU. **De l'éclampsie puerpérale**. In-8. . . . . . . 2 fr.

BARTHAREZ. **Du traitement des hémorrhagies de matrice par le sulfate de quinine**. In-8 de 42 pages. . . . . 1 fr. 50

BASSAGET. **Le matérialisme et le vitalisme en médecine**, étude comparée. In-8. . . . . 2 fr.

BAUCHET, chirurgien des hôpitaux de Paris. **Des lésions traumatiques de l'encéphale**. Paris, 1860. In-8 de 200 pages. . . . . . . 3 fr.

BAUCHET. **Du panaris et des inflammations de la main**. Paris, 1859. 1 vol. in-8. 2e édition, revue et augmentée. . . . . 3 fr. 50

BAZIN, médecin de l'hôpital Saint-Louis, etc. **Leçons sur la scrofule**. considérée en elle-même et dans ses rapports avec la syphilis, la dartre et l'arthritis. 1 vol. in-8. 2e édition, revue et considérablement augmentée. Paris, 1861. . . . . 7 fr. 50

BAZIN. **Leçons théoriques et cliniques sur les affections cutanées parasitaires**, professées à l'hôpital Saint-Louis, rédigées et publiées par POUQUET, revues et approuvées par le professeur. 2e édition, revue et augmentée. 1 vol. in-8 orné de 5 planches sur acier. 1862. . . 5 fr.

BAZIN. **Leçons théoriques et cliniques sur les affections cutanées de nature arthritique et dartreuse**, considérées en elles-mêmes et dans leurs rapports avec les éruptions scrofuleuses, parasitaires et syphilitiques, professées à l'hôpital Saint-Louis par le docteur BAZIN, rédigées et publiées par le docteur Jules BESNIER, revues et approuvées par le professeur. 2e édition, considérablement augmentée. 1868. 1 vol. in-8. Prix. . . . . 7 fr.

BAZIN. **Leçons théoriques et cliniques sur les affections cutanées artificielles et sur la lèpre, les diathèses, le purpura, les difformités de la peau**, etc., professées à l'hôpital Saint-Louis par le docteur BAZIN, recueillies et publiées par le docteur GUÉRARD, revues et approuvées par le professeur. Paris, 1862. 1 vol. in-8.. . . . . 6 fr.

BAZIN. **Leçons sur les affections génériques de la peau**, professées à l'hôpital Saint-Louis par le docteur BAZIN, recueillies et publiées par les docteurs BAUDOT et GUÉRARD, revues et approuvées par le professeur. Paris, 1862 et 1865. 2 vol. in-8. . . . . 11 fr.

Le tome II se vend séparément. . . . . 6 fr.

ENVOI FRANCO PAR LA POSTE, CONTRE UN MANDAT.

BAZIN. **Examen critique de la divergence des opinions actuelles en pathologie cutanée**, leçons professées à l'hôpital Saint-Louis par le docteur BAZIN, rédigées et publiées par le docteur LANGRONNE, revues et approuvées par le professeur. 1 vol. in-8. Paris, 1866. . . . 3 fr. 50

BAZIN. **Leçons théoriques et cliniques sur la syphilis et les syphilides**, professées à l'hôpital Saint-Louis par le docteur BAZIN, publiées par le docteur DUBUC, revues et approuvées par le professeur. 2e édition considérablement augmentée. 1 vol. in-8 accompagné de 4 magnifiques planches sur acier, figures coloriées. . . . . 10 fr.
Sépia. . . . . 8 fr.

BAZIN. **Leçons sur le traitement des maladies chroniques en général, et des affections de la peau en particulier, par l'emploi comparé des eaux minérales, de l'hydrothérapie et des moyens pharmaceutiques**, professées à l'hôpital Saint-Louis par le docteur BAZIN, rédigées et publiées par E. MAUREL, interne des hôpitaux, revues par le professeur. 1 vol. in-8 de 480 pages. Prix : broché, 7 fr.; cartonné en toile. . . . . 8 fr.

BELIÑA (DE). **De la transfusion du sang défibriné**, nouveau procédé pratique. In-8 de 66 pages. . . . . 2 fr.

BELLOC. **De l'ophthalmie glaucomateuse**, son origine et ses divers modes de traitement. In-8 de 138 pages. Paris, 1867. . . . . 3 fr.

BENNI. **Recherches sur quelques points de la gangrène spontanée** (accidents inopexiques et endartérite hypertrophique). In-8 de 140 pages. Paris, 1867. . . . . 2 fr. 50

BÉRENGER-FERAUD. **Traité de l'immobilisation directe des fragments osseux dans les fractures**. 1 vol. in-8 de 768 pages, avec 102 figures dans le texte. 10 fr.

— **Traité des fractures non consolidées ou pseudarthroses**. 1 vol. in-8 de 700 pages, avec 102 figures dans le texte. . . . . 10 fr.

BERGEON. **Recherches sur la physiologie médicale de la respiration** à l'aide d'un nouvel appareil enregistreur, l'anapnographe (spiromètre écrivant). 1er fascicule : **Description de l'anapnographe, ses applications. Considérations générales sur les voies respiratoires. Rôle de la glande lacrymale dans la respiration**. In-8 de 100 pages avec figures intercalées dans le texte. . . . . 3 fr.

BERGERON (G.). **Des caractères généraux des affections catarrhales aiguës**. In-8 de 75 pages. . . . . 2 fr.

BERGERON (GEORGES). **Recherches sur la pneumonie des vieillards** (pneumonie lobaire aiguë). In-8 de 80 pages et 1 tableau. Paris, 1866. Prix. . . . . 2 fr. 50

BERTIN, professeur agrégé à la Faculté de médecine de Montpellier. **De la ménopause**, considérée principalement au point de vue de l'hygiène. In-8 de 179 pages. Paris, 1866. . . . . 3 fr.

BERTIN. **Étude clinique de l'emploi et des effets du bain d'air comprimé dans le traitement des maladies de poitrine**, etc. 2e édition. 1 vol. in-8 de 741 pages, et 1 planche. . . . . 7 fr. 50

BERTIN. **Étude critique de l'embolie dans les vaisseaux veineux et artériels**. 1 vol. in-8 de 492 pages. . . . . 8 fr.

BÈS. **De l'érythème noueux dans certaines maladies**. In-8 de 80 pages, Prix. . . . . 2 fr.

BESNIER (JULES). **Recherches sur la nosographie et le traitement du choléra épidémique**, considéré dans ses formes et ses accidents secondaires (épidémies de 1865 et 1866). In-8 de 192 pages, avec figures intercalées dans le texte. Paris, 1867. . . . . 3 fr. 50

BEVERLEY. **De la thrombose cardiaque dans la diphthérie**. In-8 de 115 pages. . . . . 2 fr. 50

BEYRAN. **Leçons sur les maladies des voies urinaires**. In-8 de 35 pages. Paris, 1866. . . . . 1 fr. 25

BIDLOT. **Études sur les diverses espèces de phthisie pulmonaire et sur le traitement applicable à chacune d'elles**. 1 vol. in-8 de 253 pages. Paris, 1868. 4 fr.

BILHAUT. **Étude sur la température dans la phthisie pulmonaire**. In-8 de 51 pages et 4 planches. . . . . 1 fr. 75

BLANC. **Étude sur le cancer primitif du larynx**. In-8 de 92 pages et 1 planche. . . . . 2 fr. 50

BLAQUART. **Étude critique sur la digitaline au point de vue chimique et physiologique**. In-8 de 94 pages. . . . . 2 fr.

BŒHM. **De la thérapeutique de l'œil, au moyen de la lumière colorée**, traduit de l'allemand par KLEIN, traducteur de l'*Optique physiologique* de HELMHOLTZ, avec 2 planches coloriées. 1 vol in-8. . . . 4 fr.

BOILLET (CH.). **Du matérialisme contemporain et de son remède**. In-8. . . . . 60 cent.

BOILLET. **Malades et médecins**. 1 vol. in-12. . . . . 1 fr. 50

BOILLET. **Les instincts des malades peuvent-ils servir à leur guérison?** In-12. . . . . 1 fr. 25

BONNET. **La truffe**. Étude sur les truffes comestibles au point de vue botanique, entomologique, forestier et commercial. Grand in-8 de 144 pages. 1869. . . . . 3 fr. 50

BOREL. **Optique pathologique. Des lunettes après l'opération de la cataracte**. In-8. . . . . 1 fr.

ENVOI FRANCO PAR LA POSTE, CONTRE UN MANDAT.

BOSSU. **Anthropologie**, étude des organes, des fonctions et des maladies de l'homme et de la femme, contenant l'anatomie, la physiologie, l'hygiène, la pathologie, la thérapeutique et les principales notions de médecine légale. 2 forts vol. in-8 compactes, accompagnés d'un atlas de 20 planches d'anatomie gravées sur acier. *Sixième édition*, revue, corrigée et augmentée. Avec figures noires . . . . 15 fr.
Avec figures coloriées . . . . 21 fr.

BOSSU. **Traité des plantes médicinales indigènes**, précédé d'un Cours de botanique. 5e édition. 1 vol. in-8 et atlas. Avec figures noires. 13 fr.
Avec figures coloriées . . . . 22 fr.

BOURDIN. **Médecine et matérialisme**. In-18 de 16 pages. . . 50 c.

BOURGEOIS. **De la congestion pulmonaire simple**. In-8 de 92 p. 2 fr.

BOURGOIN. **De l'alimentation des enfants et des adultes dans une ville assiégée, et en particulier de la viande de cheval**. In-8. 1 fr.

BOURGOIN. **Du blé, sa valeur alimentaire en temps de siége et de disette**. In-8. . . . . 75 c.

BOURNEVILLE. **Études cliniques et thermométriques sur les maladies du système nerveux**. 1 vol. in-8, accompagné de 40 figures dans le texte. 1re et 2e séries. Prix de chacune . . . . 3 fr. 50

BOURNEVILLE. **De l'antagonisme de la fève de Calabar et de l'atropine**. In-8. . . . . 75 c.

BOURNEVILLE et GUÉRARD. **De la sclérose en plaques disséminées**. 1 vol. in-8 de 240 pages avec 10 figures et une planche coloriée. 1869. Prix. . . . . 4 fr.

BOURNEVILLE et VOULET. **De la contracture hystérique permanente**. In-8 de 107 pages. . . . . 2 fr. 50

BOUSSEAU. **Des rétinites secondaires ou symptomatiques**. 1 vol. in-8 avec 4 planches en chromolithographie. 1868. . . . . 5 fr.

BOYER (Jules). **Guérison de la phthisie pulmonaire et de la bronchite chronique à l'aide d'un traitement nouveau**. *Neuvième édition*. In-8 de 136 pages. 1 fr. 50

BRÉBANT. **Le charbon**, ou fermentation bactéridienne chez l'homme, physiologie pathologique et thérapeutique rationnelle. In-8 de 140 pages. . . . . 2 fr.

BRÉBANT. **Choléra épidémique**, considéré comme affection morbide personnelle, physiologie pathologique et thérapeutique rationnelle. 1 vol. in-8. 1868 . . . . 5 fr.

BRINTON (W.). **Traité des maladies de l'estomac**. Ouvrage traduit par le docteur A. Riant, précédé d'une Introduction par M. le professeur Ch. Lasègue 1 vol. in-8 de 520 pages, avec figures dans le texte. Prix du volume cartonné en toile. . . . . 7 fr.

ENVOI FRANCO PAR LA POSTE, CONTRE UN MANDAT.

BRUC (De). **Formulaire médical des familles.** 2e édition. 1 vol. in-12 de 595 pages. . . . . 5 fr.

BRUC (De). **Guérison du cancer.** Découverte d'un traitement spécifique. In-8. . . . . 2 fr.

BRUNELLI, professeur libre d'électrothérapie. **Album illustré, représentant la topographie névro-musculaire, ou les points d'élection pour la pratique de la thérapie galvano-faradique.** . . . 15 fr.

BURILL. **De l'ivrognerie et des moyens de la combattre.** In-8 de 88 pages.. . . . . 2 fr.

BUYS (Léopold). **Traitement des kystes de l'ovaire, du pyothorax, de l'hydrothorax, des plaies, etc., par la compression et l'aspiration continues ; procédés et appareils nouveaux.** 1 vol. in-8, avec 3 grandes planches lithographiées et coloriées. . . . . 5 fr.

CAIZERGUES. **Les microzymas ; ce qu'il faut en penser.** In-8 de 84 pages et 5 planches. . . . . 3 fr. 50

CAMPOS BAUTISTA. **De la galvanocaustique chimique comme moyen de traitement des rétrécissements de l'urèthre.** In-4 de 162 pages avec figures dans le texte. . . . . 3 fr. 50

CARLET. **Du rôle des sciences accessoires et en particulier des sciences exactes en médecine.** In-8 de 63 pages. . . . . 2 fr.

CARRIÈRE. **De la tumeur hydatique alvéolaire** (tumeur à échinocoques multiloculaire). In-8 de 190 pages, avec 1 planche en chromolithographie. Paris, 1868.. . . . . 3 fr. 50

CASTAN. **Traité élémentaire des diathèses.** 1 vol. in-8, 467 pages. 6 fr.

CASTAN. **Traité élémentaire des fièvres.** 2e édition. 1 vol. in-8. 7 fr.

CAZENAVE (A.), ancien médecin de l'hôpital Saint-Louis. **Pathologie générale des maladies de la peau.** 1 vol. in-8. 1868. . . . . . 7 fr.

CERVIOTTI. **Étude sur les vêtements chez l'homme et chez la femme dans leurs rapports avec l'hygiène.** In-8 de 86 pages. . . . 2 fr.

CHALLAND. **Étude expérimentale et clinique sur l'absinthisme et l'alcoolisme.** In-8. . . . . 2 fr.

CHALVET. **Des moyens pratiques d'obvier à la mortalité des enfants nouveau-nés.** In-8. . . . . 1 fr.

CHANTREUIL. **Études sur les déformations du bassin chez les cyphotiques au point de vue de l'accouchement.** In-8 de 167 pages et figures dans le texte. 1869.. . . . . 3 fr.

CHANTREUIL. **Du cancer de l'utérus au point de vue de la conception, de la grossesse et de l'accouchement.** In-8 de 96 pages. . 2 fr. 50

— —

CHANTREUIL. **Des applications de l'histologie à l'obstétrique.** 1 vol. in-8 de 190 pages. . . . . 3 fr. 50

CHARAZAC, docteur en médecine, etc. **La clef du diagnostic**, ou *Vade mecum* de l'élève et du praticien. Séméiologie, description, traitement. 1866. 1 vol. in-12 de 470 pages.. . . . . 5 fr.

CHARCOT, professeur à la Faculté de médecine de Paris, médecin de l'hospice de la Salpêtrière, etc. **Leçons cliniques sur les maladies des vieillards et les maladies chroniques**, recueillies et publiées par le docteur BALL, professeur agrégé à la Faculté de médecine de Paris, etc. 1868. 1 vol. in-8 avec figures intercalées dans le texte, et 3 planches en chromolithographie, avec un joli cartonnage en toile. . . . 6 fr. 50

2e série, publiée par le docteur CH. BOUCHARD. Deux fascicules sont en vente.
Prix du 1er fascicule. . . . . 1 fr.
Prix du 2e fascicule. . . . . 2 fr.

CHARCOT. **Leçons sur les maladies du système nerveux**, recueillies et publiées par le docteur BOURNEVILLE. 1er et 2e fascicules in-8 avec figures. Prix de chacun. . . . . 2 fr.

CHARPENTIER, interne en médecine et en chirurgie des hôpitaux de Paris. **Étude sur le scorbut en général, l'épidémie de 1871** en particulier. In-8. . . . . 1 fr. 75

CHARPENTIER (A.), professeur agrégé à la Faculté de Paris, etc. **De l'influence des divers traitements sur les accès éclamptiques.** In-8 de 148 pages. . . . . 3 fr.

CHARVOT. **Température, pouls, urines dans la crise et la convalescence de quelques pyrexies, pneumonie, fièvre typhoïde, rhumatisme articulaire.** In-8 de 62 pages et 14 planches. . . . 2 fr. 50

CHAVÉE. **Petit essai philosophique de médecine pratique**, à l'adresse des gens instruits. 1 vol. in-8. . . . . 5 fr.

CHÉRON (JULES). **Du traitement du rhumatisme articulaire chronique, primitif, généralisé ou progressif, par les courants continus constants.** In-8 de 44 pages. . . . . 1 fr.

CHÉRON (JULES) et MOREAU-WOLF. **Des services que peuvent rendre les courants continus constants dans l'inflammation, l'engorgement et l'hypertrophie de la prostate.** In-8 de 31 pages. . . 1 fr.

CHEVALIER (ARTHUR). **L'étudiant micrographe.** Traité théorique et pratique du microscope et de ses préparations. Ouvrage orné de planches représentant 300 infusoires et de 200 figures dans le texte. 2e édition, augmentée des applications à l'étude de l'anatomie, de la botanique et de l'histologie, par MM. ALPHONSE DE BREBISSON, HENRI VAN HEURCK et G. POUCHET. 1 vol. in-8 de 563 pages. 1865. . . . . 7 fr. 50

CHEVALIER. **Manuel de l'étudiant oculiste,** traité de la construction et de l'application des lunettes pour les affections visuelles. 1 vol. in-18 jésus de 300 pages et 90 figures intercalées dans le texte. Paris, 1868. Prix. . . . . 3 fr.

CLAPARÈDE. **Inflammation et catarrhe de la vessie, gravelle, des divers moyens de combattre ces affections.** 1 vol. in-8 de 268 pages avec 60 figures intercalées dans le texte et 3 planches. . . . . 5 fr.

COLETTE. **Sur une forme d'arthropathie.** In-8 de 56 pages. 1 fr. 50

Comptes rendus des séances et **Mémoires de la Société de biologie.** Tome IIe de la 5e série, année 1870, 22e de la collection. 1 vol. avec 4 planches lithographiées. . . . . 7 fr.

Comptes rendus des séances et **Mémoires de la Société de biologie.** 1re série. Tome III, avec planches, figures noires et coloriées. 15 fr.

—	—	IV	10 fr.
—	—	V.	7 fr.
2^e	—	5 vol. à.	5 fr.
3^e	—	5 vol. à.	5 fr.
4^e	—	Tomes I à III.	5 fr.
4^e	—	Tome IV.	7 fr.
4^e	—	Tome V.	7 fr.

NOTA. — Les 2e et 3e séries, et les tomes Ier et IIIe de la 4e série pr i ensemble, 13 volumes avec planches noires et coloriées. . . . 50 fr.

Conférence médicale de Paris. Discussion sur la variole et la vaccine, par MM. CAFFE, DALLY, GALLARD, MARCHAL (de Calvi), LANOIX, TARDIEU, REVILLOUT, etc. 1 vol. in-8 de 192 pages. . . . . 3 fr. 50

CORNILLON. **Des accidents des plaies pendant la grossesse et l'état puerpéral.** In-8 de 70 pages. . . . . 2 fr.

COURTAUX. **De la fièvre syphilitique.** In-8 de 75 pages. . . . 2 fr.

COUYBA. **Des troubles trophiques consécutifs aux lésions traumatiques de la moelle et du nerf.** In-8, 66 pages. . . . . . . 2 fr.

CREVAUX. **De l'hématurie chyleuse ou graisseuse des pays chauds.** In-8 de 62 pages. . . . . 2 fr.

CULOT. **De l'inflammation primitive aiguë de la moelle des os.** In-8. . . . . 2 fr.

DANET. **De l'alcool dans le traitement des maladies puerpérales,** suites de couches et de la résorption purulente. In-8 de 36 pag. 1 fr. 25

DAUDÉ. **Traité de l'érysipèle épidémique.** 1 vol. in-8 de 344 pages. 1867. (*Ouvrage récompensé par l'Académie de médecine.*). . . . 5 fr. 50

DEBOUT, médecin-inspecteur. **Des eaux minérales de Contrexéville** et de leur emploi dans le traitement de la goutte, la gravelle et le catarrhe vésical. 2e édition. In-8. . . . . 2 fr.

ENVOI FRANCO PAR LA POSTE, CONTRE UN MANDAT.

DEBRAY. **De l'eucalyptus globulus.** In-8. . . . . 2 fr.

DÉCLAT. **De la curation des maladies de la peau**, spécialement des maladies comprises sous le nom de *dartres*, à l'aide de la nouvelle médication phéniquée. In-12. . . . . 2 fr.

DÉCLAT. **De la curation du charbon, de la cocotte** et des principales maladies qui sévissent sur les bœufs, les moutons, les chevaux, et les cochons à l'aide de la nouvelle médication à l'acide phénique. 2e éd. 2 fr.

DÉCLAT. **Observations sur la curation des maladies organiques de la langue**, précédées de considérations sur les causes et le traitement des affections cancéreuses en général. 1 fort vol. in-8. . . . . 8 fr.

DELAPORTE. **De la gastrotomie dans les étranglements internes.** In-8 de 80 pages. . . . . 2 fr.

DELBARRE. **De la dénudation des artères.** In-8 de 66 pages. 1 fr. 50

DELFAU. **Déontologie médicale.** Devoirs et droits des médecins vis-à-vis de l'autorité, de leurs confrères et du public. Ouvrage couronné. 1 vol. in-12 de 316 pages. 1868. . . . . 4 fr.

DELENS. **De la communication de la carotide et du sinus caverneux** (anévrysme artérioso-veineux). In-8 de 90 pages, avec 2 planches coloriées. . . . . 3 fr. 50

DELENS. **De la sacro-coxalgie.** 1 vol. in-8 de 118 pages et 2 pl. 3 fr.

DELSTANCHE. **Étude sur le bourdonnement de l'oreille.** In-8 de 100 pages. . . . . 2 fr.

DEMEULES, interne des hôpitaux de Paris, etc. **Pronostic et traitement des fractures de jambe compliquées de plaie.** In-8. . . . . 2 fr.

DEPAUL. **Leçons de clinique obstétricale** professées à l'hôpital des Cliniques, rédigées par M. le docteur DE SOYRE, chef de clinique. 1 vol. in-8 avec figures intercalées dans le texte. Prix de l'ouvrage complet pour les souscripteurs. 14 fr.

La 2e partie paraîtra au mois de mai 1873.

DEPAUL. **Sur la vaccination animale.** In-8. . . . . 2 fr.

DEPAUL. **Sur la vaccination animale et la syphilis vaccinale.** In-8. Prix. . . . . 1 fr. 50

DEPAUL. **De la rétention d'urine chez l'enfant pendant la vie fœtale**, étudiée surtout comme cause de dystocie. In-8. . . . . . . 1 fr. 50

DEPAUL. **Rapport sur des accidents graves** suite de la vaccination, qui se sont produits dans le département du Morbihan. In-8. . 50 cent.

DERLON. **De l'influence des progrès des sciences sur la thérapeutique.** Étude des connaissances chimiques et pharmacologiques nécessaires au traitement des maladies. 1 vol. in-8 de 174 pages. . . 3 fr.

DESNOS. **Considérations sur le diagnostic, le pronostic et la thérapeutique de quelques-unes des principales formes de la variole.** Grand in-8 de 8 pages. . . . . 50 c.

DESNOS et HUCHARD. **Des complications cardiaques dans la variole et notamment de la myocardite varioleuse.** In-8. . . . . 1 fr. 50

DESPRÈS, chirurgien de l'hôpital de Lourcine, professeur agrégé, etc. **Traité iconographique de l'ulcération et des ulcères du col de l'utérus.** 1 vol. in-8, avec planches lithographiées et coloriées. . 5 fr.

DIEULAFOY. **De la contagion.** In-8 de 148 pages. . . . . . 3 fr.

DOLBEAU, professeur à la Faculté de médecine de Paris, chirurgien des hôpitaux, etc. **Traité pratique de la pierre dans la vessie.** 1 vol. in-8 de 424 pages, avec 14 figures dans le texte. Paris, 1864. . 7 fr.

DUBREUIL (E.). **Étude anatomique et histologique sur l'appareil générateur du genre Helix.** In-8 de 60 pages et 1 planche. . . 2 fr.

DUFOUR (E.). **De l'encombrement des asiles d'aliénés**, étude sur l'augmentation toujours croissante de la population des asiles d'aliénés ; ses causes, ses inconvénients, et des moyens d'y remédier. Mémoire couronné par la Société de médecine de Gand. In-8 de 107 pages. 2 fr.

DUPIERRIS, **De l'efficacité des injections iodées dans la cavité de l'utérus pour arrêter les métrorrhagies qui succèdent à la délivrance,** et de leur action comme moyen préservatif de la fièvre puerpérale. In-8 de 96 pages. . . . . 2 fr.

DUPUY (PAUL). **Du libre arbitre.** Grand in-8 de 64 pages. . . . 2 fr,

DUSART. **Recherches expérimentales sur le rôle physiologique et thérapeutique du phosphate de chaux.** 1 vol. in-12 de 158 pag. 2 fr.

EMIN. **Études sur les affections glaucomateuses de l'œil.** 1 vol. in-8 de 131 pages, avec 4 planches coloriées. . . . . 5 fr.

EUSTACHE. **Apprécier l'influence des travaux modernes sur la connaissance et le traitement des maladies virulentes en général.** In-8 de 90 pages. . . . . 2 fr. 50

FAID. **Des troubles de la sensibilité générale dans la période secondaire de la syphilis,** et notamment de l'analgésie syphilitique. In-8 de 132 pages. . . . . 3 fr. 50

FANO, professeur agrégé à la Faculté de médecine de Paris. **Traité élémentaire de chirurgie.** 2 forts vol. in-8 avec 307 figures dans le texte. . . . . 28 fr.

FANO, professeur agrégé à la Faculté de médecine de Paris, etc. **Traité pratique des maladies des yeux,** contenant des résumés d'anatomie des divers organes de l'appareil de la vision. Illustré d'un grand nombre de figures intercalées dans le texte et de 20 dessins en chromolithographie. 1866. 2 vol. in-8. . . . . 17 fr.

ENVOI FRANCO PAR LA POSTE, CONTRE UN MANDAT.

FERRAS. **De la laryngite syphilitique.** In-8 de 86 pages. . . 2 fr.

FIGUEROA. **Des obstacles que le col utérin peut apporter à l'accouchement.** In-8 de 99 pages. . . . . 2 fr.

FISCHER et BRICHETEAU. **Traitement du croup,** ou angine laryngée diphthéritique. 2e édition, revue et augmentée. In-8 de 120 pages. Paris, 1863. . . . . 2 fr. 50

FLAMAIN. **Étude sur les procédés opératoires applicables à l'amputation tibio-tarsienne.** In-8. . . . . 1 fr. 50

FORT. **Anatomie descriptive et dissection,** contenant un précis d'embryologie, la structure microscopique des organes et celle des tissus. 2e édition très-augmentée. 3 vol. in-12, avec 662 figures intercalées dans le texte. . . . . 25 fr.

FORT. **Résumé d'anatomie.** 1 vol. in-32 de 520 pages, avec 73 figures intercalées dans le texte. . . . . 5 fr.

FORT. **Traité élémentaire d'histologie.** 2e édition. 1 vol. in-8 avec 500 figures intercalées dans le texte . . . . 14 fr.

FORT. **Anatomia descriptiva y diseccion con un resumen de embriologia y generacion y la estructura microscopica de los tejidos y de los organos** Traduccion española de la francesa bajo la direccion del autor por el doctor R. de Armas y Cespedes. 2 tomos con figuras intercaladas en el texto. . . . . 16 fr.

FOUCHER, professeur agrégé à la Faculté de médecine de Paris, chirurgien des hôpitaux, etc. **Traité du diagnostic des maladies chirurgicales,** avec appendice, et **Traité des tumeurs,** par A. Desprès, professeur agrégé à la Faculté de médecine de Paris, chirurgien des hôpitaux. 1 vol. in-8 de 1162 pages et 57 figures intercalées dans le texte, avec un joli carton. en toile. . . . . 18 fr.

FOUILLOUX. **Essai sur le pansement immédiat des plaies d'amputation par le perchlorure de fer.** In-8 de 57 pages. . . . . 1 fr. 50

FOURCY (Eugène de), ingénieur en chef du corps des mines. **Vade-mecum des herborisations parisiennes,** conduisant sans maître aux noms d'ordre, de genre et d'espèce de toutes les plantes spontanées ou cultivées en grand dans un rayon de 25 lieues autour de Paris. 3e édition, comprenant les mousses et les champignons. 1 vol. in-18 de 309 pages. Prix. . . . . 4 fr. 50

FOURNIÉ (Édouard). **Physiologie de la voix et de la parole.** 1 vol. in-8 de 816 pages, avec figures dans le texte. . . . . 10 fr.

FOURNIÉ (Éd.). **Physiologie du système nerveux cérébro-spinal d'après l'analyse physiologique des mouvements de la vie.** 1 vol. in-8 de 832 pages, avec un joli carton. en toile. . . . . 12 fr.

FOURNIER (ALFRED), professeur agrégé, médecin de l'hôpital de Lourcine. **Leçons cliniques sur la syphilis**, étudiée plus particulièrement chez la femme. 1 fort vol. in-8. . . . .

FOURNIER (ALFRED). **Fracastor : la Syphilis, 1530 ; le Mal français, 1546 ;** traduction et commentaires. 1 vol. in-12 de 210 pages. 2 fr. 50

FOURNIER. **Diagnostic général du chancre syphilitique**. Leçon recueillie et rédigée par GRIPAT, interne des hôpitaux. . . . . 1 fr. 25

FOURNIER. **Note sur un cas de gomme syphilitique**. . . . 50 cent.

FREDET. **Étude médico-légale des effets de la foudre sur l'homme.** Lésions anatomiques observées sur le cadavre d'un foudroyé. 75 cent

FREIDRICH. **Traité pratique des maladies du cœur.** Ouvrage traduit de l'allemand par les docteurs DOYON et LORBER. 1 vol. in-8. . . . 9 fr.

GALICIER. **Théorie de l'unité vitale.** Première partie · **Physiologie unitaire.** In-8 de 204 pages. 1869. . . . . 3 fr. 50

Deuxième partie : **Pathologie unitaire.** In-8 de 420 pages. 1869. Prix. . . . . 6 fr.

GARROD. **La goutte**, sa nature, son traitement, et **le rhumatisme goutteux**, ouvrage traduit par A. OLLIVIER, professeur agrégé à la Faculté de médecine de Paris, et annoté par J.-M. CHARCOT, professeur agrégé à la Faculté de médecine de Paris, médecin de l'hospice de la Salpêtrière, etc. 1867. 1 vol. in-8 de 710 pages, avec 26 figures intercalées dans le texte, et 8 planches coloriées. . . . . 12 fr.

Avec un joli cartonnage en toile.. . . . . 13 fr.

GAUTIER (JULES). **De la fécondation artificielle dans le règne animal**, et de son emploi contre la stérilité. 1 vol. in-12 de 46 pages. . 1 fr.

GAYAT. **Étude sur les corps étrangers de la conjonctive et de la cornée.** In-8. . . . . 1 fr. 25

GEORGESCO. **Du scorbut.** Épidémie observée pendant le siége de Paris. In-8 de 76 pages. 2 fr.

GIGARD. **Deux points de l'histoire du favus.** In-8 de 51 pages et 2 planches.. . . . . 2 fr.

GIMBERT. **L'eucalyptus globulus**, son importance en agriculture, en hygiène et en médecine. Grand in-8 de 102 pages et 3 planches. 3 fr. 50

GIRALDÈS, chirurgien de l'hôpital des enfants, etc. **Leçons cliniques sur les maladies chirurgicales des enfants**, recueillies et publiées par MM. BOURNEVILLE et BOURGEOIS, revues par le professeur. 1 fort vol. in-8 accompagné de figures dans le texte. Cartonné en toile. 1869. 14 fr.

GIRARD. **Les matières glucogènes et les sucres au point de vue chimique et physiologique.** In-8 de 80 pages. . . . . 2 fr. 50

GIRAUD. **Du délire dans le rhumatisme articulaire aigu.** In-8 de 110 pages. . . . . 2 fr.

GIRAULT. **Étude sur la génération artificielle dans l'espèce humaine.** In-8 de 16 pages. . . . . 1 fr.

GLATZ. **Résumé clinique sur le diagnostic et le traitement des différentes espèces de néphrites et de la dégénérescence amyloïde des reins.** In-8 de 62 pages et 2 planches. . . . . 2 fr.

GOSSELIN, professeur de clinique chirurgicale à la Faculté de médecine de Paris, etc. **Leçons sur les hernies**, professées à la Faculté de médecine de Paris, recueillies et publiées par le docteur Léon Labbé, professeur agrégé, chirurgien du Bureau central. 1 vol. in-8 de 500 pages, avec figures dans le texte. 1864. . . . . 7 fr.

GOSSELIN. **Leçons sur les hémorrhoïdes.** 1 vol. in-8. 1866. . 3 fr.

GOURVAT. **Physiologie expérimentale sur la digitale et la digitaline.** In-8. . . . . 2 fr.

GRAEFE (De). **Des paralysies du muscle moteur de l'œil**, traduit de l'allemand par A. Sichel, revu par le professeur. 1 vol. in-8 de 220 pages. . . . . 3 fr. 50

GRAVES. **Leçons de clinique médicale**, ouvrage traduit et annoté par le docteur Jaccoud, précédé d'une introduction par le professeur Trousseau. 3e édition. 2 vol. in-8. . . . . 20 fr.

GREMION-MENUAU. **Étude sur la réduction de luxations anciennes d'origine traumatique par les machines.** In-8 de 62 pages avec 3 planches dans le texte. 2 fr.

GRIESINGER, professeur de clinique médicale et de médecine mentale à l'Université de Berlin. **Des maladies mentales et de leur traitement.** Ouvrage traduit de l'allemand sous les yeux de l'auteur par le docteur Doumic, accompagné de notes par M. le docteur Baillarger, médecin de la Salpêtrière, membre de l'Académie de médecine. 1 vol. in-8. Paris 1868. . . . . 9 fr.

GUÉNIOT. **De l'opération césarienne à Paris**, et des modifications qu'elle comporte dans son exécution. In-8. . . . . 75 c.

GUÉNIOT. **De la guérison par résorption des tumeurs dites fibreuses de l'utérus.** In-8. . . . . 50 cent.

GUÉRIN (J.-C.). **La santé** : hygiène et régime à suivre pour se bien porter ; comment on peut rétablir sa santé. 2e édition. 1 vol. in-8. 2 fr.

GUICHARD (Ambroise). **Recherches sur les injections utérines en dehors de l'état puerpéral.** Grand in-8 de 184 pages. . . 3 fr. 50

HALLOPEAU. **Des accidents convulsifs dans les maladies de la moelle épinière.** In-8. . . . . 2 fr.

HAMEL. **Du rash variolique** (*Variolus rash* des Anglais). In-8 de 100 pages. . . . . 2 fr.

HAYEM. **Études sur le mécanisme de la suppuration.** In-8 de 32 pages. . . . . 1 fr.

HAYEM. **Des hémorrhagies intra-rachidiennes.** In-8 de 232 pag. 4 fr.

HŒPFFNER. **De l'urine dans quelques maladies fébriles.** In-8 de 94 pages et 8 tableaux. . . . . 2 fr. 50

HERVIEUX, médecin de la Maternité de Paris. **Traité clinique et pratique des maladies puerpérales**, suites de couches. 1 vol. in-8 de 1165 pages, avec figures dans le texte. Le volume cartonné. . . . 16 fr.

HESTRÉS. **Étude sur le coup de chaleur,** maladie des pays chauds. In-8 de 135 pages. . . . . 2 fr. 50

HUCHARD. **Étude sur les causes de la mort dans la variole.** In-8 de 70 pages. . . . . 2 fr.

HUTIN et BOTTENTUIT. **Guide des baigneurs aux eaux minérales de Plombières.** 1 vol. de 224 pag. avec fig. dans le texte. Cart. 2 fr. 50

HYBORD. **Du zona ophthalmique et des lésions oculaires qui s'y rattachent.** In-8 de 160 pages et 4 planches. . . . . 3 fr. 50

INZANI. **Recherches sur la terminaison des nerfs dans les muqueuses des nerfs, dans les muqueuses des sinus frontaux et maxillaire.** In-8. . . . . 75 cent.

JACCOUD, professeur agrégé à la Faculté de médecine de Paris. **Traité de pathologie interne.** 2 vol. in-8 avec 33 planches en chromolithographie. 2e édition. 25 fr.

JACCOUD. **Leçons de clinique médicale** faites à l'hôpital Lariboisière. 1 vol. in-8 accompagné de 10 pl. en chromolithographie. Cart. 16 fr.

JACCOUD. **Leçons de clinique médicale**, faites à l'hôpital de la Charité. 1 fort vol. in-8 de 878 pages, avec 29 figures et 11 planches en chromolithographie. 2e édit., avec un joli cartonnage en toile. 1869. 16 fr.

JACCOUD, professeur agrégé à la Faculté de médecine de Paris, médecin de l'hospice Saint-Antoine, etc. **Etude de pathogénie et de sémiotique, les paraplégies et l'ataxie du mouvement**, etc. 1 fort vol. in-8. Paris, 1864. . . . . 9 fr.

JOB. **Malades et blessés** : ambulance de l'hôpital Rothschild pendant le siége de Paris. In-8. . . . . 1 fr. 50

LABORDE. **Le ramollissement et la congestion du cerveau principalement considérés chez le vieillard.** Étude clinique et pathogénique. 1 vol. in-8 de 420 pages, avec planche coloriée contenant 6 figures. Paris, 1866. . . . . 6 fr.

LACASSAGNE. **De la putridité morbide et de la septicémie.** Histoire des théories anciennes et modernes. In-8 de 158 pages. . . 3 fr. 50

LAFFITTE (L.). **Essai sur les aphonies nerveuses et réflexes.** In-8 de 70 pages. . . . . 2 fr.

LAFITTE. **Des kystes des parties molles de la jambe.** In-8 de 80 pages. . . . . 2 fr.

LAMBERT (Dr). **De l'emploi des affusions froides dans le traitement de la fièvre typhoïde et des fièvres éruptives.** In-8 de 75 pag. 2 fr.

LAMBLIN. **Étude sur la lèpre tuberculeuse, ou éléphantiasis des Grecs.** 1 vol. in-8, ouvrage orné de gravures dans le texte. 3 fr. 50

LANCEREAUX. **De la maladie expérimentale comparée à la maladie spontanée.** In-8 de 132 pages. . . . . 2 fr. 50

LANDRIEUX, **Des pneumopathies syphilitiques**, In-8 de 80 pag. 2 fr.

LANGLEBERT **La syphilis dans ses rapports avec le mariage.** 1 vol. in-12. . . . . 3 fr.

LARGUIER DES BANCELS. **Étude sur le diagnostic et le traitement chirurgical des étranglements internes.** In-8 de 144 pages.. 3 fr.

LARRIEU. **Des hémorrhagies rétiniennes.** In-8 de 118 pages. 2 fr. 50

LARROQUE. **Traitement complémentaire et prophylactique du lymphatisme et de la scrofule confirmée.** 64 observations à l'appui. 1 vol. in-8. . . . . 3 fr. 50

LASSERRE. **Étude sur l'isolement considéré comme moyen de traitement dans la folie.** In-8 de 88 pages. . . . . 2 fr.

LATOUR (A.). **Journal du bombardement de Châtillon,** avril et mai 1871. In-8. . . . . 2 fr.

LAUGAUDIN. **Contribution aux indications curatives des eaux de Royat.** In-8 de 190 pages. . . . . 2 fr.

LAURENT (Ch.). **De l'hyoscyamine et de la daturine,** étude physiologique, application thérapeutique. Grand in-8 de 123 pag. avec fig. 3 fr.

LAVAL. **Essai critique sur le delirium tremens.** In-8 de 85 pag. 2 fr.

LEBER et ROTTENSTEIN. **Recherches sur la carie dentaire.** 1 vol. in-8 de 130 pages et 2 planches lithographiées. Paris, 1868. . . . 3 fr.

LE BŒUF. **Étude critique sur l'expectation dans la pneumonie.** Grand in-8 de 98 pages. . . . . 2 fr.

LERICHE. **Du spina bifida crânien.** In-8, avec figures. . . . . 2 fr.

LETEINTURIER. **Du danger des opérations pratiqués sur le col de l'utérus.** In-8 de 39 pages. . . . . 1 fr. 50

LETEURTRE. **Documents pour servir à l'histoire du seigle ergoté.** In-8 de 107 pages . . . . 2 fr. 50

LETONA. **Étude comparative des fièvres palustres.** In-8 de 137 pages . . . . 2 fr. 50

LEVI. **Diagnostic des maladies de l'oreille.** In-8 avec 3 planches en chromolithographie . . . . 3 fr. 50

LOOMANS. **De la liberté humaine** considérée dans la vie intellectuelle et dans ses rapports avec le matérialisme. In-8 de 52 pages. 50 cent.

LOUSTAU. **Voies urinaires.** Étude sur la divulsion des rétrécissements du canal de l'urèthre (procédés de MM. Holt et Voillemier). In-8 de 91 pages et 2 planches . . . . 2 fr. 50

MAGNAN. **Étude expérimentale et clinique sur l'alcoolisme** (alcool et absinthe, épilepsie absinthique). In-8 de 46 pages . . . . . . 2 fr.

MALASSEZ. **Étude sur le molluscum.** In-8 avec 3 planches . . . 2 fr.

MALHERBE. **De la fièvre dans les maladies des voies urinaires.** Recherches sur ses rapports avec les affections du rein. 1 vol. in-8 accompagné de nombreuses courbes thermiques . . . . 3 fr. 50

MALLEZ et DELPECH. **Thérapeutique des maladies de l'appareil urinaire.** 1 vol. in-8. . . . . 7 fr. 50
Cartonné. . . . . 8 fr. 50

MALLEZ et A. TRIPIER. **De la guérison durable des rétrécissements de l'urèthre par la galvanocaustique chimique.** Mémoire couronné par l'Académie de médecine. In-8 de 35 pages, avec figures dans le texte. *Deuxième édition* . . . . 2 fr.

MARTIN (Gustave). **Études sur les plaies artérielles de la main et de la partie antérieure de l'avant-bras.** In-8 de 88 pages. . 2 fr.

MARTIN. **De la circoncision**, avec un nouvel appareil inventé par l'auteur pour faire la circoncision. Nouveau procédé pour le débridement du phimosis congénital. Grand in-8 de 88 pages. . . . . 2 fr.

MASSEY (Lucien). **Mémoires sur le traitement médical et la guérison des affections cancéreuses**, suivi d'une Note sur le traitement de la syphilis, In-8 de 30 pages. . . . . 1 fr.

MATTEI, **Clinique obstétricale**, ou Recueil d'observations et statistiques. Paris, 1862 et 1871. 6 vol. in-8. . . . . 24 fr.

MAURIAC, médecin de l'hôpital du Midi. **Mémoire sur les affections syphilitiques précoces du système osseux.** In-8 de 100 pages. 2 fr.

MAURIAC. **Mémoire sur le paraphimosis.** In-8 de 48 pages. 1 fr. 50

MERCIER. **Traitement préservatif et curatif des sédiments de la gravelle, de la pierre urinaires, et de diverses maladies dépendant de la diathèse urique.** 1 vol. in-12 avec fig. intercalées dans le texte. 7 fr. Cart. . . . . 8 fr.

MICHAUD. **Sur la méningite et la myélite dans le mal vertébral.** Recherches d'anatomie et de physiologie pathologiques. 1 vol. in-8 de 88 pages et 3 planches . . . . 2 fr. 50

MICHALSKI. **Étude sur la première dentition.** In-8 de 67 pages. 2 fr.

MISSET. **Étude sur la pathologie des glandes sébacées.** In-8 de 120 pages avec 4 planches. . . . . 3 fr. 50

MOILIN. **Leçons de médecine physiologique.** 1 vol. in-8 de 296 pages. Paris, 1866.. . . . . 3 fr. 50

MOILIN. **Médecine physiologique**; maladies des voies respiratoires, maladies des fosses nasales, de la gorge, du larynx et de la poitrine. 1 vol. in-8 de 307 pages. 1867. . . . . 4 fr.

MOLLIÈRE (D.). **Du nerf dentaire inférieur.** Anatomie et physiologie, anatomie comparée In-8. . . . . 2 fr.

MOLLIÈRE (D.). **Recherches expérimentales et cliniques sur les fractures indirectes de la colonne vertébrale.** In-8. . . . 1 fr. 50

MORDRET. **Traité pratique des affections nerveuses et chloro-anémiques** considérées dans les rapports qu'elles ont entre elles. Paris, 1861. 1 vol. in-8 de 496 pages. . . . . 6 fr.

MOREAU-WOLF. **Des rétrécissements de l'urèthre et de leur guérison radicale et instantanée par un procédé nouveau,** la *divulsion rétrograde*. Grand in-8 de 100 pages, avec figures dans le texte. 3 fr.

MOURA. **Angines aiguës ou graves**; origine, nature, traitement. In-8 de 68 pages. . . . . 2 fr.

MOUTARD-MARTIN, médecin de l'hôpital Beaujon. **La pleurésie purulente et son traitement.** 1 vol. in-8. . . . . 4 fr.

MURON. **Pathogénie de l'infiltration de l'urine.** In-8 de 72 pages. 2 fr.

NADAUD. **Paralysies obstétricales des nouveau-nés.** In-8 de 60 pages. . . . . 1 fr. 50

NAUDIER. **De l'obstruction des voies lacrymales.** In-8 de 91 p 2 fr.

NEPVEU. **Contributions à l'étude des tumeurs du testicule.** In-8 de 60 pages et 2 planches en chromolithographie. . . . . 2 fr. 50

NIEPCE. **Quelques considérations sur le crétinisme.** In-8. 1 fr. 75

NIEDERKORN. **Contributions à l'étude de quelques-uns des phénomènes de la rigidité cadavérique chez l'homme.** 91 pages et 33 tableaux.. . . . . 2 fr. 50

NONAT, ancien médecin de la Charité, agrégé libre de la Faculté de Paris. **Traité pratique des maladies de l'utérus, de ses annexes et des organes génitaux externes**, 2e édition revue et augmentée avec la collaboration du docteur LINAS. 1 fort vol. in-8, avec figures dans le texte. Prix. . . . . 15 fr.

NYSTROM. **Du pied et de la forme hygiénique des chaussures**, avec une préface du professeur SANTESSON, traduction de la 2e édition suédoise. In-8 de 46 pages, avec figures dans le texte. . . . . . . 1 fr. 50

OFF. **Des altérations de l'œil dans l'albuminurie et le diabète.** In-8 de 180 pages, avec 2 planches en chromolithographie. . . . . 4 fr. 50

OLLIER DE MARICHARD et PRUNER-BEY. **Les Carthaginois en France, la colonie libo-phénicienne du Liby.** Gr. in-8 de 50 pages, avec 2 tableaux et 6 planches. . . . . 5 fr.

OLLIER DE MARICHARD. **Recherches sur l'ancienneté de l'homme dans les grottes et monuments m alithiques du Vivarais.** 1 vol. in-8 avec 13 planches en partie coloriées. . . . . 7 fr.

PANAS. **Leçons sur le strabisme.** 1 vol. in-8.

PÉAN et MALASSEZ. **Étude clinique sur les ulcérations anales.** 1 vol. in-8 avec figures et 4 pl. coloriées. . . . . 6 fr.

PELTIER. **L'ambulance n° 5.** In-8 de 109 pages. . . . . . 1 fr. 50

PELTIER. **Pathologie de la rate.** In-8 de 110 pages. . . . 2 fr. 50

PÉAN et URDY. **Hystérotomie.** De l'ablation de l'utérus par la gastrotomie. 1 vol. in-8, avec figures.

PELTIER. **Étude sur les épanchements traumatiques primitifs de sérosité.** In-8. . . . . 1 fr. 50

PELVET. **Des anévrysmes du cœur.** In-8 de 172 pages, avec 2 planches. 1867. . . . . 3 fr. 50

PÉNIÈRES. **Des résections du genou.** In-8 de 120 pages. . . . 3 fr.

PERIER. **Le château de Bourbon-l'Archambault.** Notice historique. In-8 avec 9 planches. . . . . 1 fr. 25

PÉRONNE (CHARLES). **De l'alcoolisme dans ses rapports avec le traumatisme.** In-8 de 155 pages. . . . . 3 fr. 50

PÉTRASU. **De la tuberculose péritonéale étudiée principalement chez l'adulte** (anatomie pathologique et forme clinique). In-8 de 72 pages. Prix. . . . . 2 fr.

PÉTRINI. **Des injections hypodermiques de chlorhydrate de narcéine.** In-8, avec tracés sphygmographiques. . . . . 2 fr.

PHÉLIPPEAUX. **Étude pratique sur les frictions et le massage**, ou Guide du médecin masseur. In-8 de 187 pages. . . . . 3 fr.

PICOT. **Du rhumatisme aigu et de ses diverses manifestations chez les enfants**. 1 vol. in-8. . . . . 3 fr. 50

PIORRY. **Clinique médico-chirurgicale de la ville**, résumé et exposition de la doctrine et de la nomenclature organo-pathologique ; observations et réflexions cliniques. 1 vol. in-8. . . . . 6 fr.

PIORRY, professeur de clinique médicale à la Faculté de Paris, membre de l'Académie, etc. **La médecine du bon sens**. De l'emploi des petits moyens en médecine et en thérapeutique. 2e édition. 1 vol. in-12. Paris, 1867.. . . . . 5 fr.

PIORRY. **Traité de plessimétrisme et d'organographisme**, anatomie des organes sains et malades, établie pendant la vie au moyen de la percussion médiate et du dessin à l'effet d'éclairer le diagnostic. 1866. 1 fort vol. in-8 avec 91 figures intercalées dans le texte. . . . . . 15 fr.

PIORRY. **Clinique médico-chirurgicale de la ville**. Résumé et exposition de la doctrine et de la nomenclature organo-pathologique ; observations et réflexions cliniques. 1 vol. in-8. 1869. . . . . 6 fr.

PITON. **Étude sur le rhumatisme**. In-8 de 220 pages. 1868. 3 fr. 50

PLANCHE. **Apprécier l'influence des travaux modernes sur la connaissance de la fièvre, exposer les applications thérapeutiques résultant de cette étude**. In-8 de 68 pages. . . . . 2 fr.

PLANCHON. **Faits cliniques de laryngotomie**. In-8 de 116 pages avec 2 planches. 1869. . . . . 3 fr.

POLACZEC. **De l'opportunité des grandes opérations**. In-8 de 67 pages.. . . . . 2 fr.

POULIOT. **De la cystite du col**, de ses divers modes de traitement, et en particulier des instillations au nitrate d'argent. In-8 de 128 pages. Prix.. . . . . 2 fr. 50

POUZOL. **Essai sur l'ictère**. In-8 de 107 pages. . . . . . 2 fr. 50

PRAT. **Du panaris**. In-8 de 104 pages. . . . . 2 fr. »

PUTÉGNAT. **Quelques faits d'obstétricie**. 1 vol. in-8. . . . 7 fr. »

QUINQUAUD. **Essai sur le puerpérisme infectieux chez la femme et chez le nouveau-né**. 1 vol. in-8 de 276 pages et 17 figures intercalées dans le texte. 3 fr. 50

RATHERY. **Essai sur le diagnostic des tumeurs intra-abdominales chez les enfants**. In-8 de 136 pages. . . . . 2 fr. 50

RAYMOND (TH.). **Opérations préliminaires à l'extirpation des tumeurs** (écrasement linéaire, — galvanocaustie). De leur combinaison. In-8 de 100 pages. . . . . 2 fr.

REBATEL. **Recherches sur la circulation dans les artères coronaires.** In-8 de 32 pages avec 8 tracés sphygmographiques dans le texte. 1 fr. 50

REGNAULT (PAUL). **De l'hygroma du genou.** Traitement par la ponction suivie d'injection iodée. In-8 de 58 pages. . . . . 1 fr. 50

RELIQUET. **Traité des opérations des voies urinaires.** 1 vol. in-8 de 820 pages, avec figures dans le texte. Le volume cartonné en toile. 11 fr.
Ouvrage couronné par l'Académie de médecine.

REVILLIOD. **Étude sur la variole.** In-8 de 38 pages et 1 tableau. 1 fr. 50

RIANT (A.), professeur d'hygiène, médecin à l'École normale du département de la Seine, etc. **Leçons d'hygiène**, contenant les matières du programme officiel adopté par le ministre de l'instruction publique pour les lycées et les écoles normales. 1 beau vol. in-12.

RIGAUD (ÉMILE). **Examen clinique de 396 cas de rétrécissement du bassin observés à la Maternité de Paris de 1860 à 1870.** In-8 de 143 pages.. . . . . 3 fr.

RICORD, chirurgien de l'hôpital du Midi, membre de l'Académie de médecine, etc. **Leçons sur le chancre**, professées à l'hôpital du Midi, recueillies et publiées par le docteur A. FOURNIER, suivies de notes et pièces justificatives et d'un formulaire spécial. 2ᵉ édition, revue et augmentée Paris, 1860. 1 vol. in-8 de 549 pages. . . . . 7 fr.

RIZZOLI. **Clinique chirurgicale.** Mémoire de chirurgie et d'obstétrique. Ouvrage traduit par le docteur ANDREINI. 1 vol. in-8 avec 103 figures intercalées dans le texte. . . . . 12 fr.

ROBIN. **Travaux de réforme dans les sciences naturelles et médicales, etc.** Tome Iᵉʳ. Fascicules 1 et 2. Prix de chacun. . . . 2 fr. 50
Tome II, 1ᵉʳ fascicule.. . . . . 1 fr. 75

ROGER et DAMASCHINO. **Recherches anatomo-pathologiques sur la paralysie spinale de l'enfance** (paralysie infantile). In-8 de 51 pages et 4 planches . . . . 3 fr. 50

ROMMELAERE. **De la pathogénie des symptômes urémiques.** Étude de physiologie pathologique. In-8 de 80 pages avec 2 planches. 2 fr. 50

ROALDÈS (DE). **Des fractures compliquées de la cuisse par armes à feu** In-8. . . . . 2 fr.

ROUBAUD (FÉLIX). **Les eaux minérales dans le traitement des affections utérines.** In-8 de 190 pages. . . . . 2 fr. 50

ROUDANOWSKY. **Études photographiques sur le système nerveux de l'homme et de quelques animaux supérieurs, d'après les coupes de tissu nerveux congelés.** In-8 de 64 pages, avec atlas in-folio de XVI planches contenant 165 photographies. *Deuxième édition*, revue et corrigée. . . . . 170 fr.

Le texte se vend séparément. . . . . 3 fr.

Demi-reliure maroquin de l'atlas in-folio, monté sur onglets. 10 fr.

ROUGE, chirurgien de l'hôpital cantonal de Lausanne. **L'uranoplastie et les divisions congénitales du palais.** In-8, avec figures intercalées dans le texte. . . . . 3 fr.

ROUVILLE (PAUL DE). **Session de la Société géologique de France à Montpellier** (octobre 1868). Compte rendu. In-8 de 154 pages, avec 21 planches. . . . . 7 fr.

ROUYER. **Études médicales sur l'ancienne Rome.** Les bains publics de Rome, les magiciennes, les philtres, etc,; l'avortement, les eunuques, l'infibulation, la cosmétique, les parfums, etc. Paris, 1859. 1 volume in-8. . . . . 3 fr. 50

SAINT-VEL, ancien médecin civil à la Martinique. **Traité des maladies intertropicales.** 1 vol. in-8 de 524 pages. Paris, 1868. . . . . 7 fr.

SAINT-VEL. **Hygiène des Européens dans les climats tropicaux des créoles et des races colorées dans les pays tempérés.** 1 vol. in-12. Prix. . . . . 3 fr.

SAISON. **Diagnostic des manifestations secondaires de la syphilis sur la langue.** In-8. . . . . 1 fr. 50

SAPPEY, professeur d'anatomie à la Faculté de médecine de Paris, etc. **Traité d'anatomie descriptive**, avec figures intercalées dans le texte. *Deuxième édition*, entièrement refondue. Tome Ier : OSTÉOLOGIE et ARTHROLOGIE. 1 vol. in-8 avec 226 figures. — Tome II : MYOLOGIE et ANGIOLOGIE. 1 vol. avec 204 figures noires et coloriées. — Tome III : NÉVROLOGIE et ORGANES DES SENS. 1 vol. in-8, avec 304 figures.

Prix des tomes I, II et III. . . . . 36 fr.

Tome IV, 1re partie. **Splanchnologie**, avec figures. . . . 6 fr.

— 2e partie. **Embryologie**, avec figures. (*Sous presse.*)

SCAGLIA. **Des différentes formes de l'ovarite aiguë.** In-8 de 116 pages. Prix. . . . . 2 fr.

SENTEX. **Étude statistique et clinique sur les positions occipito-postérieures.** In-8 de 150 pages. . . . . 3 fr. »

SERRE. **Classification clinique des tumeurs.** In-8 de 130 pages. 3 fr. »

SERVAJAN. **De l'aquapuncture.** In-8 de 56 pages. . . . . 1 fr. 50

SILHOL. **Pièces et documents sur la dernière peste languedocienne de 1721-22, suite de celle de Marseille.** In-8. . . . . 2 fr. 50

SOLARI. **Traité pratique des maladies vénériennes.** 2e édition. 1 vol. in-12 avec planches coloriées. 1868. . . . . 6 fr.

SOULIGOUX. **De la durée du traitement thermal à Vichy.** In-8 de 15 pages. . . . . 50 c.

SOYRE (Dr), chef de clinique, adjoint à l'hôpital de la Clinique d'accouchements. **Etude historique et critique sur le mécanisme de l'accouchement spontané.** In-8 de 210 pages. 1869. . . . . 3 fr.

STANESCO. **Recherches cliniques sur les rétrécissements du bassin** basées sur 414 cas observés à la clinique d'accouchements de Paris pendant seize ans. In-8 de 120 pages et 16 tableaux. 1869. . . . 4 fr.

STAUB. **Traitement de la syphilis par les injections hypodermique de sublimé à l'état de solution chloro-albumineuse.** In-8 de 100 pages. Prix. . . . . 2 fr.

SUCHARD. **De l'expression utérine appliquée au fœtus.** In-8 de 83 pages.. . . . . 2 fr.

SUCQUET. **De l'embaumement chez les anciens et chez les modernes. et des conservations pour l'étude de l'anatomie.** 1 vol. in-8. 5 fr,

TACHARD. **De l'électricité appliquée à l'art des accouchements.** In-8.. . . . . 1 fr. 50

TAMIN-DESPALLES. **Alimentation du cerveau et des nerfs.** 1 vol. in-8 avec 3 planches.. 7 fr.
Cartonné. . . . . 8 fr.

TARDIEU. **Huitième ambulance de campagne de la Société de secours aux blessés (campagnes de Sedan et Paris. 1870-71).** Rapport historique médical et administratif. In-8 de 107 pages. . . . . . 2 fr.

TARNOWSKY. **Aphasie syphilitique.** In-8 de 131 pages. . . . 3 fr.

TASSET. **Nouvelles considérations pratiques sur le typhus, la fièvre jaune, les fièvres intermittentes pernicieuses paludéennes et la verrue péruvienne.** In-8 de 64 pages.. . . . . 2 fr.

THOMPSON. **Traité des maladies chroniques,** traduit de l'anglais. In-12 de 72 pages. 1 fr.

TOUTAIN. **Nouvelle méthode d'application de l'électricité pour la guérison des maladies.** 1 vol. in-12 de 352 pages. . . . . 5 fr.

TROELTSCH (Dr). **Traité pratique des maladies de l'oreille,** traduit de l'allemand sur la 4e édition (1868), par les docteurs A. Kuhn et D. M. Levi. 1 vol. in-8 de 560 pages, avec figures dans le texte. Le volume cartonné en toile. . . . . 8 fr. 50

ENVOI FRANCO PAR LA POSTE, CONTRE UN MANDAT.

TROUSSEAU, professeur de la Faculté de médecine de Paris, etc. **Conférences sur l'empirisme.** Paris, 1862. In-8 de 58 pages. 1 fr. 50

VALCOURT (De). **Les institutions médicales aux États-Unis de l'Amérique du Nord.** Rapport présenté à Son Exc. le ministre de l'instruction publique le 2 novembre 1868. 1 vol. in-8. Paris, 1869. . . . 5 fr.

VALCOURT (De). **Impressions de voyage d'un médecin.** Londres, Stockholm, Pétersbourg, Moscou, Nijni-Novgorod, Méran, Vienne, Odessa. In-8 de 48 pages. 1 fr. 50

VAURÉAL (De). **Étude d'hygiène. De l'aguerrissement des armées : palestrique, entraînement, hygiétique somascétique.** 1 vol. in-12 de 186 pages. 1869. 2 fr.

VELPEAU, clinique chirurgicale de la Charité. **Leçons sur le diagnostic et le traitement des maladies chirurgicales,** recueillies et rédigées par A. Regnard, interne des hôpitaux, revues par le professeur. In-8 de 60 pages. Paris, 1866. . . . . 1 fr. 50

VERDUN. **Essai sur la diurèse et les diurétiques.** In-8 de 67 pages et 1 planche. . . . . 1 fr. 75

VERWAEST. **Étude générale et comparative des pharmacopées d'Europe et d'Amérique.** In-8 de 90 pages et 1 tableau. . . . 2 fr. 50

VÉTAULT. **Considérations étiologiques sur l'hydrocèle des adultes.** In-8 de 62 pages. 1 fr. 50

VILLARD. **Du hachisch.** Étude clinique, physiologique et thérapeutique. . . . . 2 fr.

VILLARD. **Étude sur le cancer primitif des voies biliaires.** In-8. Prix. . . . . 1 fr. 50

VISCA. **Du vaginisme.** In-8 de 148 pages. . . . . 2 fr. 50

VOYET. **De quelques observations de thoracentèse chez les enfants.** In-8 de 100 pages . . . . 2 fr.

WATELET. **De la ponction de la vessie à l'aide du trocart capillaire et de l'aspiration pneumatique.** In-8 de 46 pages et 2 planches. 1 fr. 50

WEBER. **Des conditions de l'élévation de la température dans la fièvre.** In-8 de 80 pages. 2 fr.

WECKER et JÆGER. **Traité des maladies du fond de l'œil.** 1 vol. in-8, accompagné d'un atlas de 29 planches en chromolithographie. 35 fr.

WECKER, médecin-oculiste de la maison Eugène-Napoléon, professeur de clinique ophthalmologique, etc. **Traité théorique et pratique des maladies des yeux.** 2e édition revue et augmentée, accompagnée d'un grand nombre de figures dans le texte et planches lithographiées. 2 forts vol. in-8 avec un joli cartonnage en toile. . . . . 26 fr.

ENVOI FRANCO PAR LA POSTE, CONTRE UN MANDAT.

WILLIÈME. **Des dyspepsies dites essentielles.** Leur nature et leurs transformations, théorie et pratique. 1 vol. in-8 de 620 pages. . 8 fr.

WOILLEZ. **Traité clinique des maladies aiguës des organes respiratoires.** 1 vol. in-8 de 700 pages, avec 93 figures intercalées dans le texte et 8 planches en chromolithographie. Broché. . . . . 13 fr.
Cartonné. . . . . 14 fr.

Bulletins de la Société anatomique de Paris. Anatomie normale, anatomie pathologique, clinique. Abonnement à l'année courante. 1 vol. in-8. . . . . 7 fr.

Comptes rendus des séances et **Mémoires de la Société de biologie.** Abonnement à l'année courante. 1 vol. in-8 avec figures coloriées. 7 fr.

Revue photographique des hôpitaux de Paris. Abonnement à l'année courante. 1 vol. in-8 avec 36 photographies. . . . . 20 fr.

— Année 1869. Grand in-8 de 192 pages avec 36 photographies et figures dans le texte. Relié en 1 vol. demi-chagrin non rogné et doré en tête. . . . . 25 fr.

— Année 1870. Grand in-8 de 256 pages avec 32 photographies et figures intercalées dans le texte. Relié. . . . . 25 fr.

— Année 1871. Grand in-8 de 320 pages et 36 photographies. Relié Prix. . . . . 25 fr.

— Année 1872. Grand in-8 de 420 pages et 36 photographies. 25 fr.

SOUS PRESSE POUR PARAITRE PROCHAINEMENT

Clinique chirurgicale. Leçons faites à l'Hôpital des cliniques, par Léon LABBÉ, professeur agrégé, chirurgien de l'hôpital de la Pitié. 1 vol. in-8.

Clinique médicale de l'Hôtel-Dieu, par Noël GUÉNEAU DE MUSSY. 2 vol. in-8.

Manuel de pathologie et de chirurgie de l'appareil urinaire, par le docteur MALLEZ. 1 vol. in-8 avec figures et planches en chromolithographie.

Traité des maladies du larynx et des régions circonvoisines visibles au laryngoscope, par le docteur Charles FAUVEL. 1 vol. in-8 avec planches coloriées.

Études cliniques sur la paralysie générale, par le docteur MAGNAN, médecin de l'asile Sainte-Anne. 1 vol. in-8.

Traité de médecine légale, par le docteur BERGERON (Georges), professeur agrégé à la Faculté de médecine de Paris. 1 vol. in-8 avec planches.

PARIS. — IMP. SIMON RAÇON ET COMP., RUE D'ERFURTH, 1.

OUVRAGES SPÉCIAUX DE L'AUTEUR

1852. *Recherches historiques sur la doctrine des maladies vénériennes.* Br. in-8°.

1853. *Mémoire sur les fumigations mercurielles et iodées au moyen de trochisques ou clous fumants.* Br. in-8°.

1856. *Mémoire sur le traitement de la blennorrhagie uréthrale par les injections caustiques récurrentes.* Br. in-8°.

1857. *De l'eau distillée de copahu dans le traitement de la blennorrhagie* (Gazette des hôpitaux).

1858. *Examen des nouvelles doctrines sur la syphilis* (Moniteur des hôpitaux).

— *De la contagion des accidents secondaires de la syphilis* (ibid).

1859. *De l'accident primitif produit par la contagion physiologique ou artificielle des accidents secondaires* (ibid).

— *Lettre à M. Diday sur une nouvelle question relative à la transmission des accidents secondaires* (Gazette médicale de Lyon).

1860. *De l'unicité du virus vénérien* (Moniteur des hôpitaux).

1861. *Du chancre produit par la contagion des accidents secondaires*, 1 vol. in-8°, 2e édit.

1864. *Traité théorique et pratique des maladies vénériennes.* 1 fort vol. in-8°.

1865. *Unicisme et dualisme chancreux.* Br. in-8°.

1868. *Aphorismes sur les maladies vénériennes.* 1 vol. in-18.

PARIS. — IMP. SIMON RAÇON ET COMP., RUE D'ERFURTH, 1.

www.ingramcontent.com/pod-product-compliance
Ingram Content Group UK Ltd.
Pitfield, Milton Keynes, MK11 3LW, UK
UKHW020100200726
13856UKWH00002B/304

9 782011 918321